ACADÉMIE DE MÉDECINE

NOUVELLES RECHERCHES EXPÉRIMENTALES

SUR

L'ACTION DES MATIÈRES PUTRIDES

ET SUR

LA SEPTICÉMIE

MÉMOIRE LU DANS LES SÉANCES DES 7, 14 ET 21 OCTOBRE 1873

PAR

M. COLIN

Professeur à l'École d'Alfort
Membre de l'Académie de médecine

PARIS

G. MASSON, ÉDITEUR

LIBRAIRE DE L'ACADÉMIE DE MÉDECINE

PLACE DE L'ÉCOLE-DE-MÉDECINE

1873

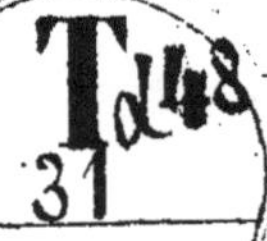

NOUVELLES RECHERCHES EXPÉRIMENTALES

SUR

L'ACTION DES MATIÈRES PUTRIDES

ET SUR

LA SEPTICÉMIE

PARIS. — IMPRIMERIE DE E. MARTINET, RUE MIGNON, 2.

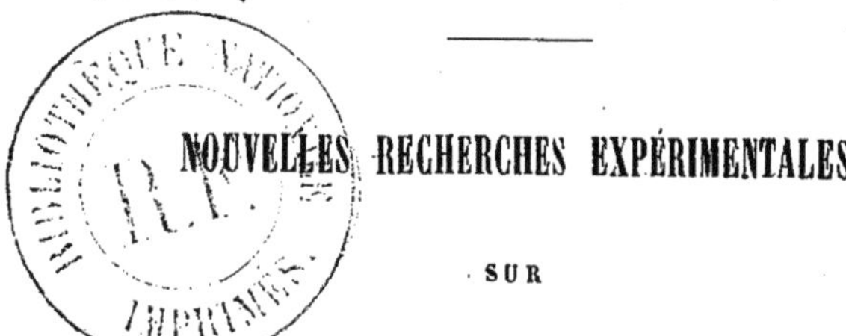

NOUVELLES RECHERCHES EXPÉRIMENTALES

SUR

L'ACTION DES MATIÈRES PUTRIDES

ET SUR

LA SEPTICÉMIE

MÉMOIRE LU DANS LES SÉANCES DES 7, 14 ET 21 OCTOBRE 1873

PAR

M. COLIN

Professeur à l'École d'Alfort
Membre de l'Académie de médecine

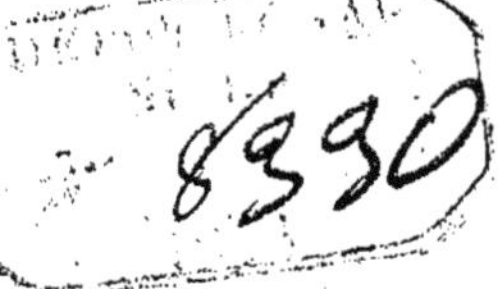

PARIS

G. MASSON, ÉDITEUR

LIBRAIRE DE L'ACADÉMIE DE MÉDECINE

PLACE DE L'ÉCOLE-DE-MÉDECINE

1873

NOUVELLES RECHERCHES

SUR

L'ACTION DES MATIÈRES PUTRIDES

ET SUR

LA SEPTICÉMIE

Au mois de mai 1871, j'ai eu l'honneur de communiquer à l'Académie les premiers résultats de mes expériences sur l'action des matières putrides introduites par diverses voies dans l'organisme. Les études assez longues que j'ai poursuivies depuis cette époque me paraissant de nature à jeter de nouvelles clartés sur la question des maladies putrides en général et particulièrement sur la septicémie, je me propose de vous les exposer à titre de suite ou de complément des premières.

Mon premier travail, qui est le préliminaire logique de celui-ci, avait un triple objet : d'une part, de déterminer les voies diverses par lesquelles les matières putrides peuvent pénétrer dans l'organisme ; d'autre part, d'apprécier, de mesurer même la facilité d'introduction de ces matières à travers la muqueuse respiratoire, la muqueuse digestive, le tissu cellulaire ; enfin, de constater les effets immédiats et secondaires qu'elles produisent suivant leur quantité, leur mode de pénétration ; tout cela d'une manière comparative sur le cheval, le mouton, le chien, le lapin et quelques espèces d'oiseaux. Les points qui s'y trouvent démontrés me permettent d'arriver tout de suite à une analyse plus intime des effets des principes septiques sur l'organisme. En conséquence, je me propose d'examiner ici les questions suivantes :

1° Les matières putrides, le sang putréfié hors de l'économie, le sang modifié dans ses vaisseaux sous l'influence des maladies septiques, peuvent-ils déterminer ce qu'on appelle la septicémie sur la plupart des animaux, et en particulier sur toutes nos espèces domestiques ?

2° A quelle dose le sang putréfié hors de l'organisme ou modifié par le fait de la septicémie peut-il produire une affection mortelle ?

3° Le pus, les fluides sécrétés, la plupart des matières animales, altérés par la septicité, jouissent-ils des mêmes propriétés contagifères ou infectieuses que le sang ?

4° La septicémie est-elle contagieuse par les produits volatils émanés des sujets malades ou de leurs cadavres ?

5° Les produits de la septicémie sont-ils inoculables par les muqueuses intactes, notamment par celle des voies digestives ?

6° Quelles sont les conditions de la virulence des matières putrides et des liquides pris sur les animaux septicémiques ?

7° En quoi consiste essentiellement la septicémie ?

8° Enfin, quels sont les symptômes et les lésions de cet état morbide ?

Quoique mon programme soit vaste et comporte de très-grandes difficultés, je ne désespère pas de le remplir dans certaines limites, parce que les recherches faites en vue d'une série de questions connexes sont les plus fécondes, l'étude de l'une donnant presque toujours des éléments pour la solution de plusieurs, et surtout parce que la méthode que j'ai suivie est une méthode dans laquelle les faits se contrôlent réciproquement et tirent leur valeur de leur comparaison même.

Dès le début, j'insiste sur le choix de la méthode à suivre dans des études aussi compliquées que celle des maladies putrides. Si l'expérimentation appliquée à l'analyse des actes physiologiques est déjà fort difficile, elle le devient bien davantage en entrant dans le domaine des troubles morbides, et c'est là qu'elle expose à des illusions de toutes sortes ceux qui s'en servent légèrement. Le plus souvent, dans les recherches de médecine expérimentale qui portent sur les plus profonds mystères de la maladie, on marche à l'aventure, sur un terrain inconnu, en se servant d'instruments qu'on ne sait pas assez bien manier, de réactifs vivants dont la sensibilité est variable ou équivoque ; on tire du lapin ou du cochon d'Inde mutilés des déductions applicables à la pathologie humaine, comme naguère on formulait des principes de physiologie générale d'après des vivisections exécutées sur la grenouille ou la salamandre, et l'on élève ainsi des édifices fantastiques que le moindre souffle peut renverser.

Dans l'étude des questions qui s'agitent en ce moment devant vous, je crois que nous n'évitons pas les écueils dont je parle. Les procédés d'investigations adoptés jusqu'ici laissent beaucoup à désirer. Pour rechercher si l'infection putride, la fièvre traumatique, la fièvre typhoïde, sont des états de même nature qu'un autre appelé septicémie, nous nous bornons à inoculer à des lapins, suivant une formule invariable, un peu de sang pris sur le sujet malade, ou de sang putréfié au contact de l'air. Ce liquide est soumis à la putréfaction dans la couveuse à la température de 38 à 40° centigrades, dilué au millième ou au millionième, injecté à l'aide de la seringue de Pravaz dans le tissu cellulaire de la nuque ou du dos. Des lapins, par séries, sont tués ainsi dans des délais presque uniformes. Et, en présence de la mort des animaux, d'une bactérie ou de quelques granules mouvants dans leurs vaisseaux, on conclut à l'identité des états morbides comparés entre eux ! Mais l'assimilation admise ne repose pas sur des indices suffisants. Le cercle où l'on s'enferme est trop étroit et il est vicieux. Pour peu qu'on s'en écarte, les résultats changent. Que le sang soit putréfié lentement au lieu de l'être en quatorze à quinze heures, qu'il soit inoculé pur, au lieu de l'être à l'état de dilution, qu'il le soit dans l'épaisseur du derme, et non dans le tissu cellulaire de la région occipitale, ses effets changent de caractère; que le lapin soit remplacé par le rat, le chien, le mouton, le cheval et voilà les effets septiques de ce sang atténués, même entièrement annulés. En d'autres termes, que l'une des conditions artificielles où nous nous plaçons fasse défaut, et tout manque à la fois. En se bornant à étudier les phénomènes sur une seule espèce animale on ne les voit que sous l'une de leurs formes, peut-être sous la forme exceptionnelle la plus éloignée de celles qu'ils présentent chez l'homme. Au surplus, le lapin n'est-il pas, par son organisation, sa constitution, son idiosyncrasie, l'animal le moins bien choisi pour l'étude des altérations du sang. C'est un herbivore devenant anémique, hydrohémique, avec une extrême facilité, sur lequel le pus, les dépôts caséeux, les infiltrations se développent rapidement ; c'est un animal sans résistance qui ne supporte ni la diète ni les autres privations, que les aliments aqueux, l'humidité, les changements de régime et d'habitude tuent en très-peu de temps, une bête d'une sensibilité exagérée dont les réactions s'éloignent beaucoup de la plupart des autres types. En le prenant pour unique sujet de recherches, on ne voit pas les choses sous leur physionomie la plus commune et la plus vraie ; ainsi on se place à un mauvais point de vue pour les déductions applicables à la pathologie humaine. Il est donc indispensable d'agrandir le cercle étroit où l'expérimentation s'enferme, de procéder à des investigations variées et toujours comparatives, de contrôler les données obtenues sur un animal par celles qu'on peut tirer d'animaux d'espèce, de constitution, de susceptibilité différentes. C'est ce que j'ai cherché à faire dans ce travail comme dans toutes mes études de physiologie normale ou pathologique. Vous verrez jusqu'à quel point je puis avoir réussi. Cela dit, j'aborde séparément l'examen des questions formulées tout à l'heure.

1. *Les matières putrides, le sang en voie de décomposition, peuvent-ils déterminer la septicémie sur la plupart des animaux et particulièrement sur toutes les espèces domestiques ?*

En adopta t l'idée qu'on semble se faire de la septicémie, à savoir que cette affection est une altération analogue ou identique avec la fermentation putride, on ne voit pas, à priori, pourquoi elle ne se produirait pas indistinctement chez tous les animaux. Aussi, dans la pensée des observateurs, la septicémie est une affection *commune* dont l'étude peut être faite d'une manière générale sur un animal quelconque ; ce qu'elle est sur un rongeur, elle paraît devoir l'être à peu près sur nous, et sans chercher des intermédiaires pour relier le lapin à l'homme, on croit pouvoir appliquer à notre pathologie les données obtenues sur ce petit herbivore. C'est aller un peu vite et les faits vont se montrer en désaccord avec le raisonnement.

Il n'y a rien, ce me semble, de plus remarquable en pathologie comparée que les aptitudes de telles ou telles espèces animales à contracter spontanément ou par voie de contagion certaines maladies à l'égard desquelles d'autres espèces jouissent d'une complète immunité. Le cheval a la morve, le bœuf un typhus particulier, le mouton la clavelée, l'homme la syphilis, la variole. Quelques-unes de ces aptitudes sont propres à un seul animal, d'autres deviennent communes à plusieurs animaux ; en général elles semblent se rapporter à des maladies spécifiques ayant des caractères anatomiques définis, mais elles peuvent aussi s'appliquer aux maladies des liquides, notamment aux altérations du sang.

Déjà, en ce qui concerne le charbon, cette maladie si fréquente et si grave, l'aptitude a parmi nos animaux domestiques des degrés nombreux. Les herbivores le contractent avec une extrême facilité, surtout les herbivores ruminants, après eux le lapin, les solipèdes ; après ceux-ci le porc. Il se borne à un accident local sur l'homme et ne se développe qu'avec une extrême difficulté sur le chien et les oiseaux de basse-cour. Quoique la septicémie, à titre de simple altération du sang, paraisse devoir se produire indifféremment dans toutes les espèces, elle se comporte comme les maladies charbonneuses et beaucoup d'autres : les animaux la contractent avec une très-inégale facilité et bon nombre d'entre eux sont à peu près réfractaires, même absolument réfractaires à ses atteintes. Cette importante proposition sera pleinement démontrée, je l'espère, par les développements qui vont suivre.

Cet état morbide, qui a pour triple caractère d'être mortel, inoculable et accompagné de modifications micrographiques du sang, se développe avec une extrême facilité sur le lapin, et il s'y produit, comme on le sait, de deux manières : ou par l'injection d'un liquide putride ou par l'inoculation du sang d'un animal septicémique. A l'aide de la matière putréfiée, prise dans une plaie ou en dehors de l'organisme, elle naît difficilement et avec lenteur, sans prendre d'emblée ses caractères définitifs. Au moyen du sang provenant d'un animal septicémique elle est, au contraire, engendrée ou transmise très-vite et à coup sûr ; elle tue promptement et en laissant des lésions mieux dessinées. Dans le premier cas, la matière putride fait la maladie plus ou moins caractérisée sans réussir toujours ; dans le second, le sang agit à la manière d'un virus : il communique, il transmet la maladie toute faite. Cette différence dans la création de la septicémie sur l'animal le plus impressionnable à l'action des matières putrides m'a frappé dès le début de mes expériences. Elle est très-manifeste. Si le sang qu'on inocule n'a pas été décomposé rapidement, s'il ne l'est pas à un degré suffisant, il provoque seulement, même à forte dose, des troubles passagers, une réaction fébrile plus ou moins intense qui n'aboutissent pas toujours à la septicémie. Mais le sang que la maladie a altéré sur le lapin y acquiert une puissance infectieuse étonnante : aussi à une dose extrêmement faible, il peut donner tous les résultats obtenus par la plupart des expérimentateurs. Ne perdons pas de vue cette distinction entre le sang putréfié et le sang altéré sous l'influence de la maladie dite septicémie, distinction qui se prononcera mieux encore, plus tard, dans d'autres circonstances et sur d'autres animaux.

Quoique le lapin soit de tous les animaux employés habituellement aux expériences le plus apte à contracter la septicémie, il ne la contracte, à coup sûr, que par l'inoculation du sang d'un sujet septicémique ; il résiste une, deux, trois fois sur dix à l'inoculation du sang putréfié hors de l'organisme ; dans

beaucoup de cas même il supporte plusieurs inoculation
simultanées ou successives de ce dernier sans en éprouver
d'effets appréciables. J'ai vu, par exemple, en hiver, des séries de 5 ou 6 lapins adultes qui ne paraissaient nullement
malades à la suite de deux ou trois inoculations intra-der-
miques de sang putréfié au voisinage d'un poêle et devenu
extrêmement fétide. Je parle ici d'inoculations régulières et
non de ces injections sous-cutanées qui donnent lieu à des
infiltrations de mauvais caractère, à des foyers purulents,
gangréneux, etc. Ainsi, le lapin, quoique d'une extrême susceptibilité à l'action des matières putrides, y résiste déjà dans
une certaine mesure.

Si nous passons du lapin à un autre animal de petite taille,
de même ordre et, par conséquent, de même organisation
que lui, obtiendrons-nous les mêmes résultats?

J'inocule donc à un rat semi-albinos, non pas une fraction
de goutte, mais une goutte entière de sang putréfié très-
fétide, ou tout ce qui peut tenir sur une lancette de moyen
calibre. C'est là une forte dose, puisque le poids de l'animal,
100 grammes au plus, représente seulement le 20e d'un lapin
adulte de moyenne taille. L'inoculation est faite à la queue,
dans une incision superficielle très-oblique, et l'on amuse
l'animal pendant un quart d'heure afin qu'il ne porte pas
les lèvres ni la langue à l'endroit où le sang a été déposé.
Dans les premières heures qui suivent l'opération le rat ne
paraît point souffrant, et le reste de la journée il conserve sa
physionomie habituelle. Le lendemain il sort lentement de son
nid et ne vient qu'après les autres prendre sa tranche de pain
ou de racines ; il a le poil hérissé, les pieds et les oreilles un
peu plus injectés qu'à l'ordinaire. On le croirait malade ;
mais le jour suivant il a repris sa gaieté, ses allures ordinaires
son appétit; il dispute le pain à ses voisins et en entasse
tous les morceaux qu'il peut prendre.

Deux inoculations du même sang putréfié à un second rat
ne donnent pas lieu à des troubles plus sensibles que sur le
premier. Les deux animaux sont vivants et en bon état au
bout de quinze jours.

Mais le rat, s'il n'est pas impressionné par le sang putréfié, résistera-t-il également à l'action du sang pris sur un animal mort de la septicémie?

Pour me fixer sur ce point, je pratique sur trois rats : un mâle adulte, une femelle pleine et un petit, deux inoculations de sang pris sur un lapin qui vient de mourir de la septicémie; elles sont faites à la queue comme sur les précédents et de la même manière. Chacun de ces trois rats a reçu mille fois ou un million de fois la dose qui, d'après M. Davaine, tue le lapin en vingt-quatre heures; or, chacun de ces animaux ne paraît pas souffrir beaucoup de l'inoculation, on les voit le lendemain un peu tristes, sortir lentement de leur nid ; mais ils rassemblent leurs provisions, les mangent en grande partie, et reprennent les jours suivants leur physionomie ordinaire. La plaie où le sang a été inséré se cicatrise avec lenteur, sans suppurer et présente toujours un bel aspect. Les trois rongeurs tenus dans la même cage s'y trouvent encore au bout de deux mois. La femelle a mis bas et élève sa progéniture qui, aujourd'hui, est de très-belle venue.

Voilà donc déjà un réfractaire à la septicémie parmi les plus proches voisins du lapin, et il ne sera pas le seul à se mettre en travers de vos généralisations. Vous étiez disposés à conclure du lapin à l'homme, et il ne vous est même pas possible de conclure du lapin au rat, d'un rongeur à un autre rongeur. Je ne veux pas dire cependant que le rat doive être, dans tous les cas, insensibles à l'action du sang pris sur des animaux septicémiques. Peut être que sur un grand nombre de sujets quelques-uns en périraient, surtout si les inoculations étaient remplacées par les injections dans le tissu cellulaire, injections où le traumatisme joue, sur les très-petits animaux, un rôle considérable.

D'ailleurs, je dois faire remarquer que le rat n'est pas moins réfractaire au charbon qu'à la septicémie. Dès 1865, j'ai vu que du sang charbonneux, provenant du cheval, tuait le lapin et le cochon d'Inde, sans produire autre chose qu'un peu de fièvre sur des rats, sous la peau desquels je le déposais à l'aide d'une baguette de verre. Et, tout récemment, j'ai obtenu le même résultat en inoculant à ces animaux le sang charbonneux ou la pulpe splénique de la vache.

Je passe à un autre animal, de petite taille encore, mais d'une organisation bien différente de celle des rongeurs.

J'ai inoculé à un jeune chat, sevré depuis quelques semaines, deux gouttes de sang putréfié et très-fétide, dans des incisions du derme aboutissant au tissu cellulaire sous-cutané. L'inoculation a paru produire un peu de fièvre le lendemain, mais le surlendemain et les jours suivants aucun trouble fonctionnel appréciable n'a pu être constaté.

A un second chat, frère du premier et logé dans la même cabane, le sang d'un lapin septicémique a été inoculé par quatre piqûres de lancette à la région des reins; l'appétit s'est conservé avec toute sa vivacité; il n'y pas eu de fièvre ni de troubles intestinaux pendant les trois semaines qui ont suivi l'insertion du liquide virulent.

A un troisième, 12 inoculations de sang d'un lapin septicémique ont été faites à la région dorsale, toujours au moyen de la lancette bien chargée. Le chat n'en a pas été indisposé visiblement : il était vivant et en bonne santé quinze jours après.

Le chat, sauf vérification par des expériences plus nombreuses, paraît donc un nouveau réfractaire à la septicémie. Cependant cet animal, surtout dans le jeune âge, c'est-à-dire pendant l'allaitement et peu après le sevrage, contracte le charbon par inoculation, ainsi que je l'ai démontré dans une communication faite à l'Académie en 1868. Cinq sont morts à la suite d'inoculations par 2 à 4 piqûres, deux au bout de trente-six heures, un troisième au bout de quarante-huit heures, un quatrième après soixante-huit et le dernier après soixante dix-sept heures. Le chat n'est donc pas un terrain absolument impropre à l'évolution des maladies par altération du sang.

On pourrait m'objecter ici que le chat contracterait plus aisément la septicémie, si, au lieu de lui inoculer le sang d'un herbivore tel que le lapin, on lui donnait le sang de sa propre espèce ou celui d'un carnassier, mais pour cela il faudrait arriver à produire sur lui, d'une manière quelconque, la septicémie, ce à quoi je n'ai pas encore réussi. Réservons donc à un autre moment l'examen de cette objection.

Je passe au chien. En ce qui le concerne, les expériences plus nombreuses et plus variées nous permettront de mieux constater, de mieux démêler les effets de l'inoculation : elles se rapportent, les premières au sang putréfié en dehors de l'organisme, les secondes au sang modifié, soit par la septicémie proprement dite, soit par la gangrène ou d'autres états morbides à caractères septiques.

A une première série de chiens de divers âges et de taille variée, j'ai inoculé, non point à dose infinitésimale, mais toujours en forte proportion du sang putréfié, très-fétide, de solipèdes ou de ruminants, soit pur, soit additionné d'une petite quantité d'eau, lorsqu'il était devenu trop poisseux. Les inoculations ont été faites, tantôt à la face interne des cuisses, aux points où la peau nue offre le plus de minceur, tantôt à la région dorso-lombaire, préalablement rasée, afin qu'on pût voir aisément les réactions qui se produiraient au niveau des piqûres.

Sur le premier chien, cinq inoculations au sang putréfié ont été faites à la région des lombes. A chaque piqûre la lancette était comme d'habitude chargée de sang. L'animal a été promené et surveillé pendant une demi-heure après l'opération : il n'a porté ni les lèvres ni la langue sur les piqûres. Aucun signe de malaise ne s'est manifesté dans le reste de la journée ; le lendemain l'animal a paru un peu triste, mais il a mangé avec le plus grand appétit : une légère élevure sensible s'est produite au niveau de chaque insertion, élevure qui s'est affaissée le surlendemain et les jours suivants. Les petites plaies se sont cicatrisées sans suppurer. Le chien n'a pas eu de fièvre ; il a conservé son appétit ; cinq semaines après il était vivant et en bonne santé.

A un second, d'assez forte taille, 9 inoculations de sang putréfié ont été pratiquées : 6 à la région lombaire et 3 aux oreilles. Les résultats ont été les mêmes que sur l'autre.

Pendant les deux mois qui ont suivi l'opération, l'animal n'a rien présenté qui pût se rapporter à l'influence du sang putride.

A un troisième, trois gouttes de sang putréfié ont été introduites dans le tissu cellulaire sous-cutané et la plaie a été fermée au moyen d'une épingle et d'un nœud de fil. Cet animal encore jeune et d'une grande impressionnabilité, a contracté, au bout de quelques semaines, une bronchite intense avec flux nasal abondant, mais n'a paru éprouver aucun effet de l'absorption du sang altéré.

A un quatrième, il a été injecté dans le tissu cellulaire quatre gouttes représentant 148 millimètres cubes de sang putréfié. Une petite tuméfaction s'est produite à l'endroit de l'insertion ; il y a eu un peu de fièvre, de tristesse le lendemain, mais le chien a conservé l'appétit. Chaque jour il mangeait d'énormes rations de viande qu'il digérait parfaitement ; rien n'a été changé dans ses habitudes : il aboyait contre les passants et les animaux de son voisinage, pour lesquels il manifestait une forte antipathie.

Si le sang putréfié n'a pas agi sensiblement sur le chien, le sang de la septicémie, inséré dans le tissu cellulaire ou injecté dans les veines produira-t-il plus d'effet, surtout à fortes doses ?

J'ai pratiqué à un premier chien 5 inoculations de sang de lapin septicémique à la face interne de la cuisse, à un second 5 à la même région, à un troisième 6 sur le dos, à un quatrième et à un cinquième 8 à la cuisse, à un sixième 10 sur le dos, à un septième 16 réparties à la face interne de l'aine et des cuisses, à un huitième 20, à un neuvième 25 à la même région et je me suis arrêté à ce chiffre. Sur la plupart de ces animaux, les piqûres étaient légèrement tuméfiées, parfois un peu rouges au bout de vingt-quatre heures ; presque toutes se sont desséchées sans suppurer, quelques-unes ont donné des pustules. Un peu de fièvre s'est manifestée le lendemain et le surlendemain, mais l'appétit s'est conservé, et aucun des animaux n'a été sérieusement malade, sauf un sur lequel sont survenues une éruption pustuleuse dans diverses régions du corps et une bronchite, deux accidents peut-être étrangers à l'inoculation ; l'animal en a maigri, mais n'en est pas mort.

Sur les mêmes chiens, devenus disponibles au bout de deux semaines, j'ai pratiqué des injections du sang de la septicémie dans le tissu cellulaire ou dans les veines. A l'un d'eux j'ai donné dix gouttes de ce sang dans le tissu cellulaire de la région costale ; il a éprouvé un peu de fièvre le lendemain et les jours suivants, puis s'est parfaitement rétabli ; — à un autre dix gouttes dans le tissu cellulaire du cou, il a montré un peu de fièvre et de tristesse pendant deux jours ; — à un troisième 10 grammes de sang défibriné au flanc : la tuméfaction a été assez forte ; la fièvre a duré trois jours, après lesquels l'animal a repris sa gaieté et s'est remis à manger. Enfin à l'avant-dernier quatre gouttes de sang de lapin septicémique mêlées à 8 grammes d'eau ont été injectées dans la saphène. Au dernier dix gouttes avec 10 grammes d'eau dans la jugulaire, n'ont provoqué qu'une fièvre de vingt-quatre à quarante-huit heures, un peu d'abattement, après quoi les animaux ont repris leur physionomie et leur appétit ordinaires.

Le chien résiste donc à l'action du sang provenant de l'animal septicémique comme à celle du sang putréfié en dehors de l'organisme : il supporte 10, 15, 20, 25 inoculations de ce sang dans l'épaisseur du derme, et une injection veineuse de dix gouttes ou de 370 millimètres cubes ; il peut même ne pas être sérieusement affecté à la suite d'une injection cellulaire de 10 grammes de sang frais pris sur un cadavre septicémique.

Quoique le sang putride et le sang des animaux septicémiques ne réussissent pas à déterminer la septicémie sur le chien, il ne faut pas en conclure qu'ils soient absolument dépourvus, vis-à-vis de cet animal, de propriétés nuisibles. Le sang putride demeure pour le chien, comme pour les autres animaux, un agent délétère, il peut le tuer à haute dose, à titre de poison, bien qu'il ne le tue pas à titre de virus.

En effet, 5 grammes de sang putréfié, très-fétide, pris

sur un cadavre de cheval en décomposition assez avancée et injectés sous la peau du flanc, ont déterminé une tuméfaction énorme, œdémateuse, de la suppuration et la mort au bout de quarante et une heures. Dans un second cas 10 grammes de sang putréfié ont produit le même résultat avec une infiltration plus étendue encore dans les parties déclives du ventre et de la poitrine. Enfin 20 grammes de ce sang n'ont mis que vingt-cinq heures à tuer un autre chien très-vigoureux, avec adynamie profonde et vaste infiltration fétide chargée de bactéries mobiles. Dans ces trois cas le sang putride a été un simple poison. Il a tué sans produire préalablement la septicémie, j'entends une septicémie de la nature de celle du lapin, car le sang des chiens tués ainsi a été inoculé en vain à d'autres chiens et à des lapins : il n'a eu aucune action malfaisante. Plus tard, j'aurai l'occasion de revenir sur cette importante et très-significative particularité.

Voilà donc encore un résultat très-net. Le sang putréfié, à haute dose, tue le chien ; mais ni ce sang putréfié, ni le sang virulent des animaux septicémiques ne réussissent à faire naître sur ce carnassier l'état morbide qu'on est convenu d'appeler la septicémie. D'ailleurs, à supposer qu'ils puissent quelquefois la développer, il resterait à rechercher si c'est bien une septicémie virulente. Il pourrait se faire que sur cet animal la maladie demeure, comme le charbon, une maladie incomplète et avortée. En effet, si dans les expériences on arrive à faire naître le charbon sur le chat ou sur le chien, ce charbon, quoique assez grave pour tuer, est un charbon ébauché, stérile, non inoculable. Ainsi, en 1866 et 1867, j'ai vu le sang pris dans le cœur de deux chiens qui avaient succombé à des inoculations charbonneuses demeurer sans action sur deux lapins auxquels il avait été inoculé suivant le mode ordinaire.

Il est bien entendu que la non-virulence du sang de la circulation générale de ces chiens tués par les matières putrides n'implique pas la non-virulence des liquides que renferme le foyer de l'inoculation. Dans ce foyer, la matière septique se conserve, se délaye ; elle altère les produits épanchés sur place, notamment la sérosité cellulaire, si bien que ces produits, pris dans le lieu de leur altération, développent, à petite dose, la septicémie. Toutefois, il ne faudrait pas en conclure que sur le chien il se produit une septicémie locale, circonscrite. Je pense que, dans les cas où le foyer de l'inoculation est virulent, il l'est parce qu'il y reste des matières insérées ou par une altération des liquides épanchés dans les mailles du tissu cellulaire, liquides qui s'altèrent là, au contact du ferment introduit, comme ils le feraient à l'extérieur dans un vase inerte. Dans l'hypothèse où une altération spécifique aurait lieu localement, à l'intérieur des vaisseaux, on ne verrait pas pourquoi cette même altération ne pourrait s'étendre de proche en proche et se généraliser.

J'arrive aux ruminants qui, en leur qualité d'herbivores, sont certainement moins éloignés du lapin que les carnassiers.

A ce titre, on peut espérer que quelques-uns rompront la série des réfractaires. Pour ceux-ci, je n'ai qu'un petit nombre de faits : la matière est précieuse et il est difficile d'en user largement.

D'abord, un agneau de cinq mois a été inoculé par trois piqûres de lancette au sang d'un lapin mort de septicémie quelques heures auparavant. Ce sang a été pris dans le cœur ; il a été inséré avec soin dans des incisions obliques de la face interne des cuisses. Une goutte énorme était mise chaque fois sur la lame de l'instrument. Le jour de l'opération aucun changement ne s'est produit dans la physionomie et les habitudes de l'animal. Le lendemain, sauf un peu de rougeur autour des piqûres, il n'y a pas eu de réaction locale ; pas de fièvre, ni d'élévation de la température. Les jours suivants aucun changement appréciable. Un mois après santé parfaite, bon appétit, belle toison, embonpoint remarquable.

Une magnifique chèvre blanche, presque adulte, a été employée à une seconde expérience. Quatre gouttes de sang du lapin septicémique ont été déposées dans quatre piqûres de lancette à la face interne des cuisses, deux de chaque côté.

Cette bête, observée avec la plus grande attention, n'a éprouvé aucun effet marqué de l'inoculation. Le pourtour des piqûres s'est un peu soulevé et injecté quinze à dix-huit heures après ; mais il n'y a pas eu de fièvre. La chèvre est demeurée gaie et sautillante comme avant, toujours dressée contre les claies de sa cabane pour demander du fourrage ; son mufle est resté humide ; ses oreilles, ses cornes, ont conservé leur température normale. Dans les deux mois qui ont suivi l'expérience, elle a joui d'une santé excellente.

Enfin, à une brebis, j'ai inséré, à la face interne des cuisses, six gouttes de sang pris dans le cœur d'un autre lapin septicémique mort quelques heures avant. Chacune des piqûres de lancette arrivait, en raison de la minceur de la peau, dans le tissu cellulaire. Ici encore l'inoculation a été sans effets appréciables.

A ces trois expériences j'en ajoute une quatrième empruntée à mon premier mémoire, celle d'un mouton inoculé par douze piqûres de lancette au sang pris dans le cœur d'un lapin mort de septicémie. Ses résultats ont été également négatifs.

De ces quatre expériences sur les petits ruminants nous pouvons conclure, au moins provisoirement, que le mouton et la chèvre ne sont pas aptes à contracter ce qu'on a appelé la septicémie. Le fait, en ce qui concerne le mouton, a de l'importance, car si un animal qu'on manipule aussi souvent et dont la chair est mangée demi-saignante pouvait devenir septicémique à la manière du lapin, il exposerait presque tout le monde à de sérieux accidents.

Voyons maintenant si le cheval et les autres solipèdes peuvent contracter cette même septicémie dans les conditions expérimentales où nous l'avons vue se manifester sur le lapin. En ce qui les concerne la question a aussi une très-grande importance puisque les élèves de nos écoles, les vétérinaires et les professeurs manipulent sans cesse ces animaux vivants ou morts. Pour procéder, comme je l'ai fait dès le début, suivant la progression ascendante de la taille, je commence par l'âne.

Il s'agit d'abord d'un baudet entier, très-vigoureux, auquel j'insérai quatre gouttes de sang putréfié aux ailes du nez et à la lèvre supérieure par quatre piqûres de lancette, piqûres très-obliques et un peu saignantes, comme elles le sont presque toujours en cette région peu propice pour ces sortes d'opérations. Le baudet n'en souffrit nullement. Il n'y eut aucune tuméfaction au lieu des petites plaies qui se cicatrisèrent par première intention; pas d'inappétence, pas de fièvre. Au bout de dix-huit jours, aucun changement n'était survenu dans l'état de l'animal.

Un deuxième âne, plus petit que le précédent et non moins vigoureux, fut inoculé au sang putride par cinq piqûres de lancette à la région lombaire préalablement rasée; ces piqûres, qui ne saignèrent point, reçurent chacune une goutte de sang. Elles ne donnèrent lieu ni à des élevures ni à une tuméfaction diffuse. Pendant les cinq semaines qui suivirent l'inoculation, l'animal n'éprouva aucun changement dans sa température, son appétit, ses habitudes; son braiement conservait sa force et son timbre ordinaire.

A un troisième baudet, j'insérai huit gouttes de sang putréfié dans autant de piqûres sur l'un des côtés du garrot exactement rasé. Il n'en résulta rien dans les trois semaines qui suivirent l'inoculation, si ce n'est une légère tuméfaction au niveau de deux ou trois piqûres, tuméfaction qui disparut en vingt-quatre à trente-six heures.

A un quatrième, c'est du sang de lapin septicémique que je donne : deux gouttes en sont insérées dans deux taillades très-obliques à la peau de la face interne de l'oreille. Pas de réaction locale, pas de fièvre dans les cinq jours qui suivent et après lesquels l'animal est employé à des exercices de chirurgie.

Sur un cinquième âne, il est pratiqué dix inoculations très-amples, deux au nez et huit aux oreilles, moitié au sang frais pris sur un lapin septicémique mort dans la nuit, moitié au sang desséché puis détrempé dans son volume d'eau. Aucun trouble morbide ne se manifeste dans les huit jours qui suivent l'opération.

Sur un sixième je porte le nombre des inoculations à douze, dix au sang frais de lapin septicémique, et deux au sang desséché de même provenance. Aucun dérangement n'est constaté dans les huit jours qui suivent l'opération et après lesquels l'animal est utilisé à des exercices de chirurgie et de ferrure.

Sur un septième, huit inoculations seulement sont faites à la région dorsale ; mais, au lieu de l'être au sang de lapin, elles le sont à un mélange de sang, de sérosité et de pus pris dans une vaste infiltration du garrot sur un cheval mort de résorption purulente et putride. Le lendemain et les jours suivants, appétit excellent, pas de fièvre, pas de tuméfaction sensible à la région où les produits morbides ont été insérés. Le cinquième jour, l'animal est en très-bon état livré aux travaux anatomiques.

Disons donc encore que ni le sang putréfié ni le sang altéré par la septicémie du lapin ou par l'infection putride du cheval ne donne la septicémie aux animaux de l'espèce asine. Probablement les choses se passeront sur le cheval comme sur les petits solipèdes ; mais il nous faut plus que des probabilités : de la certitude.

J'ai commencé par insérer dans trois piqûres de lancette aux lèvres d'un beau petit cheval corse morveux, trois gouttes de sang putréfié à l'air et pris sur un cheval mort d'un engorgement gangréneux, suite de la castration. Ce cheval observé pendant deux semaines entières n'a offert d'autres symptômes morbides que ceux qui se rattachent à la morve.

Un second cheval de taille ordinaire, morveux comme le précédent, a reçu quatre gouttes de sang putréfié dans quatre piqûres de lancette au nez et aux lèvres. Il n'en a été nullement affecté dans les dix-huit jours pendant lesquels on l'a observé.

A un troisième cheval, dans dix piqûres obliques faites à la lancette, de grandes dimensions, j'ai mis dix gouttes de sérosité pleurale extrêmement fétide mêlée à du sang, les deux liquides pris sur un cheval mort d'infection putride à la suite d'un mal de garrot. Dans les cinq jours suivants aucun trouble fonctionnel ne s'est fait remarquer. Le cinquième jour l'animal employé à des exercices opératoires n'a offert aucune lésion viscérale, aucune altération du sang.

A un quatrième, c'est le liquide sanieux pur, pris dans le clapier du garrot que j'insère dans dix piqûres de lancette à la région dorsale droite; dans les cinq jours suivants pas de tuméfaction locale ni diffuse; pas de fièvre ni d'anorexie.

On a remarqué que dans ces deux dernières expériences, les produits inoculés au cheval sont empruntés à un autre cheval mort d'accidents réputés putrides et pris dans les points où leur altération semblait devoir être la plus avancée. Néanmoins les inoculations sont demeurées stériles, au moins dans les délais où nos animaux ont pu être observés. Auraient-elles conservé ce caractère dans un temps plus long et avec de plus fortes quantités de produits septiques? Les deux expériences suivantes vont nous le dire très-nettement, car dans celles-ci ni le temps ni les quantités n'ont fait défaut. Elles ont porté, toutes deux, sur des sujets morveux pleins de vigueur qu'il n'était pas possible d'utiliser à un autre genre d'études.

Sur le premier toute la région dorso-lombaire droite, après avoir été rasée, puis lavée et parfaitement essuyée, a servi aux inoculations. Elles ont été faites à la lancette, au nombre de 175, suffisamment espacées. Le sang employé était en complète putréfaction et d'une extrême fétidité. Le lendemain une petite élevure conique existait au niveau de chaque piqûre et le surlendemain une légère tuméfaction diffuse avait envahi toute la région dorso-lombaire, élevure et tuméfaction dissipées le quatrième jour. Sauf cela et un peu de fièvre dans les quarante-huit premières heures, l'animal ne montrait aucun signe d'indisposition sérieuse; il mangeait bien et autant qu'avant l'inoculation; sa soif n'était pas trop vive, le pouls paraissait normal, la respiration non accélérée, les déjections non modifiées et en rapport avec l'alimentation. Au bout de quinze jours le cheval conservait sa physionomie antérieure et son énergie;

mais il avait un peu maigri par le fait du régime économique auquel il était soumis.

Sur un autre cheval, également morveux depuis très-peu de temps, et qui, par conséquent, n'avait rien perdu de sa vigueur, j'ai donné au semis de matière putride une plus grande extension. Sur la région lombaire rasée j'ai pratiqué en lignes parallèles 280 inoculations au moyen de la forte lancette, chargée à tout instant et enfoncée obliquement de manière à creuser dans le derme de longues excavations très-rapprochées de l'épiderme qui formait à chacune d'elles un véritable opercule. Et dans ces 280 piqûres j'ai inséré trois sangs d'une extrême putridité. Je n'espérais pas, cette fois, sauver ma bête; au bout de vingt-quatre heures la sur-face dorso-lombaire devint mamelonnée, la peau très-sen-sible; un léger œdème s'accusa sur le trajet de l'intercostal commun; l'animal mangeait, mais il avait des frissons, quelques tremblements dans les muscles cruraux et olécrâ-niens, il voussait le dos, engageait fortement les membres postérieurs sous le corps. Le surlendemain, extension de l'œdème, saillie plus prononcée de quelques élevures, mais peu de fièvre et appétit passable; état stationnaire le qua-trième jour. A compter du cinquième, affaissement des éle-vures, disparition de l'œdème, des signes de fièvre, excellen t appétit, déjections normales. Le neuvième, l'animal est em-mené à peu près avec la physionomie qu'il avait avant l'expérience.

Il me semble donc résulter de ce qui précède que la sus-ceptibilité du cheval, vis-à-vis des matières septiques, est bien faible, puisque des quantités assez considérables de sang putré-fié hors de l'économie ou de liquides altérés dans l'organisme sous l'influence d'états réputés septiques, peuvent être ino-culées sans développer la septicémie. Pourtant, à doses plus fortes, ces mêmes matières réussissent à tuer le cheval. Reste à savoir si c'est à titre d'agents virulents ou d'agents toxiques.

Je dis, en premier lieu, que ces matières, à doses fortes, tuent le cheval. Et, en effet, dans mon mémoire de 1871, j'ai montré que l'eau putride filtrée et devenue très-limpide tue cet animal en entrant, soit dans le tissu cellulaire, soit dans les veines ou dans les voies respiratoires. 2 kilogrammes de ce liquide dans les bronches peuvent le tuer en quelques heures, 500 grammes dans les veines le foudroient en quelques minutes ou en moins d'une heure, 100 grammes même, par la jugulaire, sont toxiques en vingt-quatre heures.

Mais j'ajoute, en second lieu, qu'alors c'est très-probablement par une action toxique et non virulente que la matière putride tue. Elle foudroie à la manière d'un stupéfiant sans avoir le temps de faire naître une septicémie dont l'évolution réclame une certaine lenteur. Et la preuve qu'elle a tué dans ce cas, indépendamment de la septicémie, sans l'avoir réalisée, c'est que le sang pris sur l'animal, sur le solipède ainsi tué, n'est pas virulent ou, en d'autres termes, qu'il est impuissant à faire renaître cette septicémie même sur le lapin où elle se développe avec une si étonnante facilité. Effectivement, toutes les fois que j'ai reporté sur le lapin, aux doses ordinaires, le sang des chevaux morts à la suite de l'injection de matières putrides dans les veines, l'inoculation est demeurée sans résultat.

Il y a plus, dans les cas mêmes où sur le cheval la mort survient longtemps après l'injection de la matière putride, l'altération du sang n'est pas ou ne semble pas encore équivalente à celle de la septicémie du lapin, puisque dans ceux-ci le sang altéré du cheval ne peut pas tuer les rongeurs sur lesquels on le reporte. Je désire en donner la preuve ou un commencement de preuve par une expérience qui ne m'appartient pas, mais que j'ai faite pour M. Bouley et d'après ses indications.

Un cheval morveux qui n'avait éprouvé aucun accident à la suite d'une injection intra-veineuse de 250 grammes de sang provenant d'un solipède mort d'un engorgement gangréneux offrit une tuméfaction énorme à l'encolure après l'injection de 20 grammes de sang putride, moitié dans le jugulaire, moitié dans le tissu cellulaire ambiant. Il en périt. M. Bouley dit par septicémie; pour moi, j'incline à croire que c'est plutôt par une asphyxie résultant de la pression de l'œdème sur le trajet des pneumogastriques et des récurrents ; et il me semble en avoir une preuve suffisante dans les effets de l'inoculation du sang de ce cheval à deux lapins. Le sang pris sur l'animal quelques heures après la mort et inséré dans des piqûres à la peau de deux lapins ne donna pas lieu à la plus légère indisposition. Cependant, de deux lapins qui furent inoculés par le même sang envoyé à M. Bouley, l'un périt ; reste à savoir si l'inoculation de ce dernier a été faite avant qu'il eût éprouvé un certain degré de décomposition putride.

Quoi qu'il en soit de ce dernier fait à signification équivoque, en me fondant sur l'ensemble de mes expériences sur les solipèdes, expériences à résultats négatifs pour le sang putréfié introduit dans un nombre surabondant de piqûres, négatifs avec le sang provenant de lapins septicémiques, négatifs enfin avec le sang provenant d'animaux de même espèce affectés de maladies dites putrides, je crois pouvoir conclure que le cheval, comme les autres solipèdes, est réfractaire ou à peu près réfractaire à la contagion de la maladie septicémique du lapin.

Néanmoins, de ce que la septicémie ne se développe pas aisément sur le cheval par l'injection des matières putrides ou par l'inoculation du sang des animaux septicémiques, il ne faut pas en inférer qu'elle ne puisse pas se produire spontanément sur cet herbivore. La clinique montre à tout instant des phlegmons du garrot avec fistules profondes et caries dont les symptômes sont ceux de l'infection purulente et putride. Pendant l'été dernier, sur le cadavre d'un cheval mort dans ces conditions, j'ai pris du pus dans le foyer du garrot, de la sérosité dans l'infiltration de l'épaule et de la sérosité trouble des plèvres. Or les trois liquides inoculés séparément ont tué trois lapins avec des lésions septicémiques. La sérosité de l'épaule et le liquide pleural ont tué au bout de trois jours, et le pus après une semaine. Reste à savoir si la septicémie du lapin produite expérimentalement est identique avec l'infection putride développée sur le cheval comme sur l'homme dans des conditions connues.

Quant aux grands ruminants, je ne sais au juste dans quelle catégorie ils doivent entrer au point de vue de l'aptitude à contracter la septicémie, parce que je n'ai pas eu l'occasion d'en employer un seul aux expériences dont il s'agit. Mais, en attendant des données positives et en me fondant, d'une part, sur les résultats fournis par les petits ruminants, mouton et chèvre; d'autre part, sur les faits cliniques connus de tout le monde, je les crois sinon entièrement réfractaires, au moins peu aptes à la septicémie. On voit souvent, et j'ai vu sur eux des catarrhes des cornes, des péritonites locales avec suppurations fétides à la suite de la gastrotomie, et surtout des cas de non-délivrance dans lesquels la matrice contient pendant des semaines et des mois d'énormes quantités de produits putrides exposés à l'air. Et dans une foule de ces cas les animaux résistent à l'infection. Sur ce point, M. Bouley a été mieux servi par son tact d'observateur que par certaines des mains étrangères auxquelles il a dû recourir pour quelques-unes de ses expériences. Aussi a-t-il noté, dans une de ses intéressantes communications, le contraste de ces faits cliniques avec les résultats des expériences sur les lapins.

Voilà donc les animaux sur lesquels ont porté nos expériences divisés en deux séries : les septicémiques à la manière du lapin et de quelques autres petites espèces, et les non septicémiques ou les réfractaires de divers degrés, comme le rat, le chien, le chat, la brebis, la chèvre, l'âne, le cheval. Ce partage réduit déjà singulièrement l'importance de l'état appelé septicémie, et qu'on s'ingénie depuis quelque temps à voir partout, dans le charbon, la fièvre typhoïde, le typhus, etc.

Il s'agirait maintenant de dire dans laquelle de ces deux séries l'homme doit prendre place. Si nous devons entrer dans celle du lapin, comme MM. Coze, Feltz et Davaine semblent l'admettre sans le moindre doute, la contagion de la septicémie doit nous être très-redoutable. Si, au contraire, nous sommes de celle du chien, de l'âne, du cheval, il n'y a pas lieu de trop s'effrayer de cette contagion à laquelle nos congénères résistent dans une si large mesure.

En résumé, l'état pathologique désigné sous le nom de septicémie n'est donc pas un effet constant et invariable du sang putréfié à l'air ou altéré dans l'organisme. C'est une réaction morbide donnée par certains animaux, mais que le plus grand nombre ne donne pas dans les conditions expérimentales. D'où il suit que les généralisations dont cet état a été l'objet ne sont nullement justifiées, et en donnent une idée fausse tout à fait inacceptable en pathologie comparée.

II. *A quelle dose le sang, putréfié hors de l'économie ou altéré par le fait de la septicémie, peut-il produire une affection mortelle ?*

Cette seconde question, sur laquelle on s'est si amplement étendu dès le début de la discussion, me paraît devoir être reprise avec autant de soin que la première, parce qu'elle n'a pas encore reçu de solution générale. On l'a étudiée relativement au lapin, au cochon d'Inde, mais nullement à l'égard des autres animaux et de l'espèce humaine. Elle n'est jugée qu'à un point de vue très-borné. Il faut la débattre plus largement et pour cela faire comparaître tour à tour devant nous des animaux plus intéressants que le lapin, et ne se comportant pas comme lui d'une façon exceptionnelle.

Les premiers expérimentateurs qui ont étudié l'action des matières putrides sur l'organisme, ne paraissent point avoir pensé que le sang altéré peut être délétère à très-faible dose. MM. Coze et Feltz ont même encore presque toujours opéré sur des quantités très-fortes, eu égard à la petite taille de leurs victimes, quantités telles que le sang le plus normal a pu quelquefois, en se décomposant dans le tissu cellulaire, déterminer des accidents septiques non prévus. Dans un certain nombre d'expériences antérieures à ma communication de 1871, j'ai porté le liquide altéré sur la pointe de la lancette, tantôt en gouttes ordinaires, tantôt en fines gouttelettes, comme on le fait du vaccin ou de la sérosité claveleuse, et je croyais opérer sur des doses minimes. Mais M. Davaine est allé beaucoup plus loin; il a dilué le sang au millième, au cent-millième, au millionième et plus encore, dit-il, et, à ces doses infinitésimales, il a réussi à déterminer sur le lapin une septicémie mortelle. Ses résultats ont étonné à tel point que la grande préoccupation des expérimentateurs a été de vérifier les degrés auxquels les dilutions conservent leurs propriétés virulentes. De mon côté, je les ai aussi soumis à un minutieux examen, afin surtout de déterminer les doses qui demeurent virulentes ou toxiques pour chacune de nos espèces domestiques, ou, en d'autres termes, dans le but de préciser la puissance infectieuse des matières septiques, par rapport à tel ou tel animal et d'apprécier l'étendue du danger qu'elles peuvent avoir pour chacun d'eux.

A priori, il semble difficile d'admettre l'activité des doses infinitésimales. Cependant, quand on y réfléchit bien, ces petites quantités possèdent encore un nombre considérable d'éléments figurés. Une goutte de sang qui pèse 37 milligrammes et qui représente, en volume, 35 millimètres cubes contient 140 millions de globules, soit 4 millions par millimètre cube. Il reste dans un centième de goutte 1 140 000 de ces globules — 140 000 dans un millième de goutte, — 140 dans un millionième; de sorte que, au point de vue microscopique, le millionième de goutte est encore une quantité très-appréciable.

Mais est-il certain qu'on puisse opérer sur une quantité aussi faible? Je ne le pense pas. Les dilutions successives faites dans des verres de montre, me paraissent exposées à quelques erreurs. Il n'est pas bien sûr que la diffusion du plasma y soit régulière et que les globules, plus denses que l'eau, ne se précipitent pas en certaine proportion. En outre, les attractions moléculaires entre les baguettes, les capsules et les globules, les adhésions de ces petits éléments aux grandes surfaces de verre, peuvent avoir pour résultat de fausser les proportions des mélanges que l'on se propose de produire. Et puis, si l'on se sert de seringues, il est bien difficile de débarrasser la canule, les fonds, le piston de toute trace de plasma ou de globules.

Dans les expériences que j'ai faites sur les quantités infinitésimales, les dilutions ont été opérées en une seule fois, avec la masse d'eau voulue ; les gouttes de mélange prises à l'aide d'une baguette de verre ont été déposées sur la lancette qui les insérait dans la peau ou le tissu cellulaire sous-jacent.

Or, voici les résultats que j'ai obtenus sur ce point, d'abord avec le sang putréfié, puis avec le sang virulent de la septicémie :

1° Les dilutions de sang putréfié hors de l'organisme au millième, même au centième, n'ont rien produit sur le lapin à la dose d'une, deux, trois gouttes insérées au moyen de la lancette, tant dans le derme que dans le tissu conjonctif sous-jacent.

2° Mais les dilutions de sang d'animaux septicémiques se sont, à ces mêmes doses, toujours montrées fertiles. Ainsi une goutte de dilution au 300ᵉ obtenue par le mélange direct d'une goutte de sang avec 10 grammes d'eau a tué un lapin en vingt-six heures. Une goutte de dilution au millième, mélange de une goutte de sang avec 33 grammes d'eau, a tué un autre lapin en trente-six heures. Une goutte de dilution au dix-millième dans laquelle le calcul indiquait 14 000 globules, a tué dans les mêmes délais. Enfin, une fois la dilution au 100 000ᵉ obtenue d'une goutte de sang dans 3500 grammes d'eau, a fait périr, à la dose de deux gouttes, un jeune lapin en trente-six heures, avec des lésions très-caractérisées, comme la vive rougeur de la plaie, l'injection des ganglions poplités, des ganglions inguinaux, du pancréas d'Aselli et des glandes de Peyer. Mais un second lapin semblable au premier, inoculé en même temps, avec la même dilution et aussi à la dose de deux gouttes, portées par la lancette sous la peau des jambes n'en a pas été indisposé, si bien qu'un mois après il se trouvait vivant et en très-bon état. Sur ces deux animaux le calcul indiquait 2800 globules dans les deux gouttes de dilution employées.

Quant aux dilutions à un titre plus faible, toujours faites directement avec la quantité d'eau voulue et utilisées sur-le-champ, elles n'ont donné que des résultats négatifs. Je les ai toujours insérées à l'aide de la lancette dont la lame ne retient rien des inoculations antérieures. La seringue de Pravaz ne m'aurait pas offert la même sécurité. Le liquide a été déposé dans une incision oblique du derme prolongée dans le tissu cellulaire sous-jacent jusqu'à la profondeur suffisante pour donner accès à la totalité du liquide. Toutefois la minime fraction de sang qui tue à l'état de dilution, ne tue plus si elle est inoculée sans addition d'eau. Cette différence mérite d'être notée.

Quel peut donc être le rôle auxiliaire de l'eau dans cette circonstance? Évidemment, l'eau facilite la dissémination des particules septiques ou virulentes sur de grandes surfaces et place, par conséquent, ces particules dans les conditions les plus favorables à l'absorption. En outre, elle altère les globules, les gonfle, les dissout après les avoir dépouillés de leur matière colorante; elle agit, en somme, dans le sens de la putridité, non-seulement sur le sang venu du dehors, mais encore sur celui que donnent les vaisseaux blessés par la lancette. Aussi les plaies qui reçoivent les dilutions, même les plus faibles, prennent vite un mauvais aspect, deviennent granuleuses, s'entourent d'infiltrations plus ou moins étendues. Quoi qu'il en soit, l'intervention de l'eau ne peut manquer de compliquer les conditions artificielles où se place l'expérimentateur et desquelles dérivent des effets de même caractère.

D'ailleurs, si, par l'emploi de ces dilutions très-étendues on s'éloigne énormément des conditions dans lesquelles s'effectuent les inoculations accidentelles, on aggrave encore les effets de ces dilutions en les injectant dans le tissu cellulaire de la nuque, au lieu de les insérer en d'autres points avec le secours de la lancette. On fait réellement alors de la septiciculture : l'élément toxique ou virulent est déposé dans le terrain le plus propice; il y est dispersé; s'il développe de l'œdème, c'est un œdème qui comprime la gorge, les plexus gutturaux, les vagues, et tend à produire l'asphyxie ; s'il donne lieu à la tuméfaction des ganglions, il accroît notablement la gêne mécanique de la respiration. Toutes ces particularités ne sont pas sans influence sur les résultats de l'expérimentation.

Ces réserves exprimées, je n'ai plus d'objection sérieuse à faire à M. Davaine, sur les doses infinitésimales, en ce qui regarde le lapin : je ne voudrais pas me brouiller avec lui pour un cent-millième ou un millionième de goutte, mais en demeurant à peu près d'accord avec lui sur les doses qui font naître la septicémie chez les lapins, je m'en éloigne beaucoup quant aux autres espèces. Le lapin a courbé le bâton, comme l'eau dans la fable de La Fontaine, les autres bêtes vont le redresser. Le merveilleux n'est que du côté du lapin : il s'évanouit pour les autres animaux sur lesquels ont porté mes études. C'est par un examen comparatif qu'il a été réduit à ses véritables proportions.

Il va sans dire que je n'ai aucun fait expérimental qui puisse donner la mesure de la susceptibilité de l'homme à l'action des doses infinitésimales de matières septiques. Le fait de la piqûre anatomique dont les suites sont quelquefois si funestes, semblerait indiquer la puissance que, dans certains cas, les faibles doses peuvent avoir sur notre organisme. Mais, d'abord ces suites funestes ne s'observent que très-rarement, quoique les piqûres avec insertion de matières putrides soient très-fréquentes. Il faut probablement pour les produire plus que des quantités infinitésimales, ou tout au moins des quantités équivalentes à celles que nécessite l'inoculation de la généralité des matières virulentes. Il me semble très-probable que, dans la piqûre anatomique, la gravité des accidents résulte d'un travail local confiné au département lymphatique ou ganglionnaire dans lequel s'est arrêté la matière septique, travail régénérateur ou multiplicateur de cette matière. L'homme serait évidemment sous le coup d'une menace accablante si son impressionnabilité à l'action des matières septiques était comparable à celle du lapin. Un individu du poids de 75 kilogrammes serait tué par 75 millionièmes, ou tout au moins par 75 millièmes de goutte de sang altéré. Or, quelle plaie de mauvais caractère ne résorberait pas ces 75 millionièmes ou ces 75 millièmes de goutte! Quelle fissure de l'épiderme, quelle microscopique solution de continuité ne laisserait pas à l'occasion pénétrer une si minime quantité de liquide?

Le moineau, par rapport à l'impressionnabilité à l'action des matières putrides, m'a paru se placer sur la même ligne que le lapin. Les plus petites quantités de sang provenant d'animaux septicémiques, visibles sur la lancette, ont tué le moineau dans le nid et le moineau adulte dans un délai de moins de vingt-quatre heures, comme je l'ai dit déjà dans ma première communication. Les dilutions très-faibles ont eu le même résultat dans des expériences plus récentes. Mais, chose digne de remarque et bien propre à montrer la différence énorme qui existe entre le sang des animaux septicémiques et le sang putréfié hors de l'économie, c'est que ce dernier, inséré même à la dose d'une goutte, n'a pas tué tous les sujets; il en a laissé survivre la moitié et plus. Pourtant, relativement à la taille de ce petit oiseau, une goutte de sang putréfié est une quantité énorme, car si un moineau sortant du nid et du poids de 20 grammes a 1 gr. 1/2 de sang ou 45 gouttes, celle qu'on dépose sous la peau peut, après son absorption intégrale, donner dans les vaisseaux une dilution au 45e; or, pour obtenir une dilution au même titre, sur un cheval ayant 25 kilogrammes de sang, il en faudrait faire absorber près de 500 grammes.

D'un autre côté, ni les dilutions au millième, au centième, au dixième, ni le sang putréfié pur à la dose de une ou deux gouttes, telles que la lancette peut les prendre, n'ont fait naître sur le rat aucune septicémie appréciable, puisque les animaux de cette espèce ont survécu aux inoculations, n'en ont pas maigri, n'ont jamais perdu l'appétit, la gaieté, ni présenté en un mot de changements notables dans l'état de leur santé. Puis, le sang virulent pris sur les animaux septicémiques, beaucoup plus actif que le sang putréfié, n'a pas produit plus d'effet ni en dilution ni pur. Il y avait la quantité et la qualité. Une goutte de sang pour un rat de 80 grammes donne avec le sang de l'animal une dilution au 160ᵉ, la masse du sang supposée le quinzième de celle du corps.

Ainsi, alors que la septicémie est provoquée sur le lapin avec un millième de goutte et même moins, elle ne peut l'être sur le rat, beaucoup plus petit, avec une goutte entière. Qui nous donnera la raison d'une telle différence dans l'impressionnabilité de deux animaux si voisins?

Sur le chat, j'ai essayé aussi les doses les plus variées de sang putréfié et de sang d'animaux septicémiques pur ou étendu de sérosité et d'eau, soit en simples inoculations dermiques, soit en inoculations ou en injections dans le tissu cellulaire sous-cutané. Il n'y a pas même eu, comme le dirait notre savant collègue M. Jules Guérin, un commencement, une ébauche de septicémie, reconnaissable à des signes un peu accusés ou à une altération du sang visible au microscope.

De même sur le chien. Une fraction de goutte, 25 gouttes en inoculations à la peau ; plusieurs grammes même de sang d'animaux septicémiques en injection dans le tissu cellulaire n'ont point déterminé la septicémie. Et si le sang putréfié à l'air a pu tuer, à haute dose, en injections sous la peau, c'est en provoquant des accidents locaux, putrides, gangréneux, tout à fait différents de ceux qu'on observe sur le lapin et le moineau. D'ailleurs, le sang de la circulation générale de ces animaux tués ne présentait aucune propriété virulente, ni pour d'autres chiens, ni pour le lapin, dont l'aptitude à la septicémie est si exceptionnellement grande.

L'agneau, la brebis, le mouton, la chèvre, dont j'ai parlé plus haut, après avoir essuyé impunément de deux à douze inoculations de sang de sujets septicémiques, ont été soumis à des inoculations de sang dilué à divers titres. Ils se sont montrés insensibles à ces dilutions comme au sang pur. Je ne les aurais même pas essayées sur des espèces si réfractaires à l'action de grandes quantités, si l'on n'eût pas donné à penser que l'eau ajoutée au sang accroissait son pouvoir virulent.

Enfin, sur l'âne et le cheval, les doses les plus variées n'ont pas mieux réussi, quels qu'aient été les modes et les lieux de l'inoculation. Le cheval, sur lequel le nombre des inoculations de sang putréfié s'est élevé à 280, n'en a éprouvé qu'un peu de fièvre, qui doit être, en partie, rapportée à l'influence du traumatisme.

Ainsi, lorsqu'il y a aptitude à contracter la septicémie, les doses les plus faibles suffisent pour déterminer cet état morbide et le rendre mortel en quelques heures ; au contraire, lorsque cette aptitude manque, ni les quantités infinitésimales ni les fortes doses ne réussissent à le faire naître. En cela la septicémie ressemble à d'autres maladies virulentes dont le contagium est sans action sur certains animaux. Le danger que fait courir à l'organisme le sang virulent des animaux septicémiques n'est donc pas un danger général et absolu, comme on a donné à le croire. Il existe vis-à-vis de certaines espèces et non à l'égard de certaines autres : il est ou il n'est pas, suivant que l'espèce jouit ou ne jouit pas de l'aptitude à contracter la septicémie.

Si l'on cherchait bien et sur un grand nombre d'espèces, on trouverait probablement entre les animaux d'une susceptibilité excessive et les animaux réfractaires des intermédiaires offrant divers degrés de réceptivité. Ce sera un point intéressant à reprendre plus tard.

En attendant, on ne peut s'empêcher de se demander pourquoi le liquide qui jouit sur les lapins d'une si grande puissance contagifère, même par ses atomes dispersés dans de grandes masses d'eau, perd complétement cette activité morbifique sur la plupart des animaux employés à nos expériences ? Faut-il penser, suivant les idées de M. Robin, que les modifications isomériques provoquées si promptement par ce liquide dans les humeurs du lapin ne peuvent réussir à s'opérer dans celles des autres, ou bien doit-on admettre, en s'inspirant des vues de M. Pasteur, que les microzoaires de la septicémie trouvent sur le lapin des conditions de développement, de multiplication que ne leur offrent pas la plupart des autres animaux, mêmes les plus

voisins par l'organisation et le régime. Les deux explications plaisent à l'esprit et elles sont conciliables. Mais, alors,
nouvelles questions à résoudre : pourquoi ces modifications
chimiques, si faciles à réaliser sur le lapin, deviennent-elles
si difficiles ou impossibles sur le rat, la brebis, etc.? En
quoi consistent ces conditions d'existence des êtres microscopiques si vite obtenues sur le premier et qu'il est impossible de faire surgir sur les seconds. Je laisse aux savants
collègues que je viens de citer le soin d'édifier l'Académie et
le monde savant sur la valeur de leurs théories dans ce qu'elles
ont d'applicable à la septicémie.

Quelle que soit donc l'interprétation qu'on puisse donner
du fait que je mets en relief, ce fait est, je crois, suffisamment établi, et il me paraît avoir une grande importance. Le
sang des sujets septicémiques doué d'une si grande puissance
virulente sur le lapin, n'a plus d'action sensible ou tout au
moins plus d'action funeste, même à des doses considérables, sur un grand nombre d'animaux, parmi lesquels il faut
peut-être compter l'homme. On ne doit donc pas trop s'effrayer des quantités infinitésimales, puisque leurs effets ont
un caractère restreint, exceptionnel, que les expériences comparatives mettent si nettement en évidence, caractère dont
on n'aurait pas eu l'idée d'après les études faites sur un seul
animal. Elles sont redoutables pour le lapin et les animaux
qui partagent son extrême susceptibilité ; mais elles cessent,
et très-heureusement, de l'être pour le plus grand nombre.

La grande conclusion à tirer de ce qui précède, c'est que
les données expérimentales obtenues sur les animaux ne
doivent pas être d'emblée appliquées à l'homme, et que
même il est déjà téméraire de conclure d'un animal à un
autre. L'analyse d'un phénomène, d'un acte morbide, ne peut
se faire complétement d'après une seule espèce, et aucune
généralisation n'est suffisamment fondée sur des études
dans un cercle étroit. La méthode comparative, qui est en
même temps une méthode de contrôle, est, en cela, absolument
nécessaire. C'est celle que, depuis vingt-cinq ans, je me suis
efforcé d'appliquer à toutes mes recherches de physiologie

comme à celles des questions de pathologie. On a pu voir dans mon mémoire de 1871 sur le sujet qui nous occupe, que j'en ai largement fait usage.

III. *Les différents liquides de l'économie, les produits de sécrétion, le pus et les tissus altérés par la putridité ou par la septicémie jouissent-ils aussi de propriétés infectieuses ou contagifères?*

Il n'est certainement pas sans intérêt, au point de vue pratique, de rechercher jusqu'à quel point les divers éléments solides ou liquides de l'organisme peuvent participer aux propriétés malfaisantes du sang sur l'animal septicémique ou sur le cadavre en voie de décomposition. Sous le rapport purement scientifique l'intérêt est moindre, puisque, d'une part, toutes les parties vasculaires sont plus ou moins imprégnées de sang et que, d'autre part, la diffusion, l'osmose, peuvent répandre presque partout sur le cadavre les parties fluides de ce sang. Mais, comme les principes immédiats des tissus ou des produits sécrétés peuvent chimiquement modifier les propriétés du sang et que, d'ailleurs, il n'est pas sûr que la diffusion entraîne tous les éléments figurés du liquide nutritif, la question réclame, pour être résolue avec certitude, un examen expérimental.

En ce qui concerne le sang lui-même, la virulence peut appartenir au sérum comme aux globules. Le sérum le plus clair qu'on puisse obtenir du sang des sujets septicémiques a déterminé très-promptement la septicémie sur le lapin. La sérosité rougeâtre prise dans la cavité du péricarde m'a toujours paru même aussi active que le sang, et son effet n'a jamais manqué dans les expériences assez nombreuses où elle a été employée; pourtant souvent elle ne renferme presque pas de globules : elle emprunte sa teinte rouge à la matière colorante provenant des globules détruits.

D'ailleurs, le sang et les sérosités peuvent, dans quelques parties, arriver à un degré d'altération ou de putridité exceptionnel dû à l'influence de matières étrangères que les courants osmotiques amènent dans les vaisseaux ou dans les membranes séreuses. Le sang du tronc de la veine porte et des mésaraïques, particulièrement sur les herbivores, acquiert souvent en vingt-quatre heures une grande fétidité et peut tuer les animaux auxquels on l'inocule. Il en est de même de la sérosité péritonéale, même sur les carnassiers, puisque celle d'un chat, mort depuis quatre jours, a tué en dix-huit heures un lapin qui en avait reçu, en quatre piqûres de lancette. Cette particularité mérite d'être notée, car en prenant le sang et la sérosité dans ces points, sur des sujets morts de maladies diverses, on peut attribuer les propriétés virulentes de ces liquides aux maladies, alors qu'elles sont le fait de la putridité.

Le chyle, la lymphe, tirés du canal thoracique des animaux à septicémie, sont également virulents. Il en est de même dans les maladies charbonneuses, où ils renferment des bactéries, ainsi que je l'ai vu il y a plusieurs années.

La salive prise dans la bouche d'un lapin septicémique, quelques heures après la mort, s'est montrée virulente. Peut-être avait-elle acquis sa virulence par le fait de la diffusion des éléments du sang dans les liquides qui humectent la muqueuse buccale, diffusion si aisément opérée sur le cadavre.

Les mucosités bronchiques détachées avec le plus grand soin sur le même lapin de la muqueuse de la trachée, possédaient les mêmes propriétés.

Les mucosités intestinales rougeâtres, prises dans l'intestin grêle, ont tué un lapin au bout de trente heures, à la dose de deux gouttes inoculées à la lancette à la région lombaire. Leur virulence n'avait donc pas été détruite par l'action de la bile ou des autres sucs digestifs.

L'urine obtenue sur le cadavre à l'extrémité du canal de l'urèthre, par la compression de la vessie, s'est montrée aussi virulente. A la vérité elle avait, sur le sujet qui l'a donnée, une teinte briquetée comme cela arrive dans quelques cas. Le lapin auquel on l'a inoculée par une piqûre de lancette est mort au bout de quarante heures.

L'humeur aqueuse des chambres de l'œil, obtenue avec

de grandes précautions, par la ponction de la cornée, sur un lapin septicémique mort depuis quelques heures, a tué un animal de cette espèce dans les délais ordinaires. Déjà, en 1868, l'humeur aqueuse d'un mouton, mort du sang de rate, m'avait donné le même résultat.

Quant au pus, il a des propriétés septiques et virulentes dans des conditions déterminées.

On sait que sur les animaux sains, pris dans les poches fermées ou dans des solutions de continuité soustraites au contact de l'air, il n'est point septique. Sur les surfaces exposées et bien qu'il soit un peu fétide, il n'est pas encore aussi dangereux qu'on l'a dit. Une goutte de liquide puisée dans un trajet de séton, dans une fistule du garrot ou sur une plaie du pied, ne détermine des accidents mortels qu'autant qu'il montre les caractères de la décomposition, et encore il ne les produit que sur les animaux tels que le lapin, dont la susceptibilité est extrême. Mais le pus sanieux des clapiers de mauvais caractère, celui des plaies gangréneuses, donnent lieu à une septicémie mortelle sur le lapin. Un animal de cette espèce périt en vingt-quatre heures, après l'inoculation de trois gouttelettes d'un tel liquide pris dans une ancienne fistule du garrot. Le pus, même récent, provenant des animaux septicémiques, produit aussi les mêmes effets, comme le prouve l'expérience suivante :

Un séton fut passé à un lapin dans la région costale, puis, quand il donna du pus caséeux, le surlendemain, la septicémie fut développée sur ce lapin, qui en mourut en trente-cinq heures. Le pus pris sur le cadavre, dans le trajet du séton, ayant été inoculé à la dose de deux gouttes à un autre lapin, le fit périr au bout de vingt-quatre à trente heures.

Enfin, et ceci est plus étonnant, le pus qui peut être sécrété dans les plaies où l'on dépose du sang de septicémiques, y acquiert des propriétés virulentes, bien qu'il soit sans action sur l'animal producteur de ce pus. Ainsi l'un des ânes auxquels du sang de lapin septicémique avait été inoculé à l'oreille, éprouva un peu de suppuration, le cin-

quième jour, à l'endroit des piqûres. A ce moment une gouttelette de pus prise aux piqûres, reportée sur un lapin, le
tua en vingt-quatre heures.

Le pus putride est donc l'équivalent du sang qui a ce
caractère, et le pus sécrété par les septicémiques est virulent
au même degré que le sang de ces malades ; mais ce liquide,
dans les deux conditions, engendre seulement la septicémie
sur le lapin et sur ses congénères ; il est sans action fâcheuse
sur les réfractaires, le chien, le cheval, par exemple.

En effet, 1° j'ai déposé dix gouttes de pus fétide provenant d'une fistule du garrot, dans un godet sous-cutané du
dos d'un cheval, et il n'en est résulté qu'un phlegmon
entouré d'un œdème sur un rayon de 10 à 12 centimètres ;
2° j'ai inséré à la région périnéale de deux jeunes taureaux,
à l'aide de la lancette, quatre gouttes de matière purulente
d'une extrême fétidité, matière provenant des crevasses d'un
cheval atteint d'eaux aux jambes anciennes, et ces ruminants n'en ont point été incommodés ; 3° huit gouttes du
même liquide inoculées à un autre taureau n'ont pas eu
plus d'action. Dans les trois cas les petites élevures nées aux
points d'insertion du pus fétide se sont promptement affais-
sées, sans même provoquer une suppuration locale. Aussi
je ne sais comment expliquer ce fait merveilleux, observé
à Lyon et accepté ici sans contrôle, à savoir que quelques
gouttes de pus fétide prises sur un cheval qui en produisait
impunément de grandes masses, auraient tué promptement
un autre cheval à la suite de leur insertion dans une plaie
sous-cutanée. Le fait me paraît d'autant plus extraordinaire
que le cheval résiste parfaitement à l'inoculation du sang
putride, non-seulement à la dose de deux ou trois gouttes,
mais à celle de 15, 20 et plus : témoins ces deux chevaux
sur lesquels j'avais pratiqué, à l'un 150 et à l'autre 280
inoculations de ce liquide putréfié.

Toutefois, il est incontestable que, au delà de certaines limites, à un certain degré d'altération et l'on peut dire sous certaines formes d'altération, le pus altéré se comporte comme
les autres matières putrides et devient très-dangereux.

L'observation clinique l'a appris depuis longtemps, même
en ce qui concerne les animaux. On voit à tout instant,
pendant les fortes chaleurs de l'été, les vastes sétons sur les
côtés de la poitrine donner lieu à des accidents mortels qui
se rapportent évidemment à l'infection putride. Dans ces
points, où jamais le séton ne devrait être placé, il y a de nombreux vaisseaux blessés, ceux qui se rendent des muscles
intercostaux au peaucier : le sang qu'ils versent dans le
trajet s'altère, altère ensuite le pus et se résorbe avec lui, ou
plutôt les deux liquides septiques entrent ensemble et pendant longtemps par les solutions de continuité des vaisseaux
blessés. Il y a là, en un mot, une inoculation qui dure, sans
interruption, des jours et des semaines. Comment pourrait-
elle ne pas avoir des conséquences funestes ?

Ainsi l'action du pus, dans les cas où il pénètre par absorption, ne paraît rien avoir qui lui soit propre : le pus
en voie de décomposition se comporte comme le sang putréfié. De plus, le pus des animaux septicémiques acquiert une
puissance délétère à caractère spécial ; il devient virulent,
car il tue à dose extrêmement fractionnée et en donnant
naissance à un état morbide contagieux : il est ici encore sur
la même ligne que le sang et ne fait que participer à ses
propriétés septiques.

Au reste, en disant que le pus n'a pas d'autre action que
celle du sang, quand il est inoculé et absorbé à la manière
ordinaire, je n'entends pas faire allusion aux circonstances
où il peut pénétrer en nature dans les vaisseaux avec ses
éléments figurés. Dans ces circonstances, son action mécanique s'ajoute à l'action septique ou virulente, et s'il est en
quantité un peu considérable, il peut tuer en déterminant
des embolies capillaires avant que la septicité ou la virulence ait eu le temps de produire ses effets. Par exemple,
7 ou 8 grammes de ce liquide, représentant 240 gouttes, pris
dans un clapier du garrot, injectés dans la saphène, m'ont
tué un mouton de taille moyenne en dix minutes.

Les liquides normaux ou pathologiques ne sont pas les
seules parties de l'organisme qui soient aptes à acquérir des

propriétés délétères sous l'influence de la septicémie, les
tissus plus ou moins imprégnés de sérosité ou de sang,
déposés en petites lamelles dans des poches sous-cutanées,
le muscle, la glande, même les tissus peu vasculaires, donnent la septicémie comme le sang. A cet égard il y a si peu
de doute que je ne m'arrête pas aux expériences qui le
prouvent.

En somme, toute la substance du cadavre peut être dan-
gereuse, mais à des degrés divers. Le cadavre du septicémique l'est à un tel point que chacune de ses parties se
comporte comme une matière virulente; le cadavre simplement décomposé ou en voie de décomposition l'est bien
moins, et ses parties n'agissent qu'en quantités assez considérables. Et, chose remarquable, que j'ai constatée plusieurs
fois dans mes expériences, le sang et les tissus du cadavre
septicémique, qui à l'état frais étaient virulents, cessent de
l'être dès que la décomposition du cadavre devient un peu
avancée : au début ils agissaient à doses très-faibles et à
coup sûr ; plus tard ils n'agissent plus qu'en grandes masses
comme le sang et les tissus putréfiés des cadavres ordinaires.
C'est là un fait que j'ai indiqué dans mon mémoire de 1871
et il s'applique au charbon comme à la septicémie. Le sang
charbonneux frais donne le charbon, et putréfié la septicémie. Dans le premier cas, il tue moins vite et engendre les
bactéries articulées; dans le second, il tue plus promptement et ne produit que des bactéries courtes, fines, peu
nombreuses, associées à des granulations bactériformes.

Le fait que je rappelle ici ne doit pas être perdu de vue
quand il s'agit d'établir le caractère virulent d'une maladie
et son diagnostic *post mortem*. L'expérimentateur non pré-
venu peut très-bien s'y tromper, et j'y ai été trompé moi-
même pendant quelque temps; mais j'ai vite reconnu le
moment où le sang charbonneux ne donnait plus le charbon, à ce qu'il tuait les animaux aptes à la septicémie,
tandis qu'il demeurait sans action sur ceux qui résistent
à la contagion de cet état morbide; en d'autres termes, j'ai
vu que le sang charbonneux altéré, dépouillé de sa viru-

ence spéciale par la putréfaction, tuait le lapin sans produire le moindre effet sur le mouton.

IV. *Les produits volatils émanant des sujets septicémiques ou
de leurs cadavres peuvent-ils donner lieu à la septicémie?*

Si la question de la contagion par virus volatil est jugée
pour un certain nombre de maladies, elle ne me paraît pas
l'être pour les maladies putrides, telles que l'infection purulente, la septicémie, etc. L'observation, qui doit toujours
avoir le pas sur les expériences, a bien appris depuis longtemps que l'infection putride des blessés, des femmes en couches, survient surtout dans les lieux encombrés par ces malades; mais, outre que l'infection putride, la fièvre puerpérale,
naissent dans les meilleures conditions hygiéniques, sur des
individus isolés, ces états morbides peuvent être attribués à
une infection vague, non spécifique. Leur développement est
subordonné à un état pyogénique; ils ne naissent que sur des
individus à vastes plaies ou à muqueuses suppurantes, de
sorte que la matière volatile du milieu ne semble agir qu'en
altérant le pus produit suivant les lois ordinaires. Donc, à
moins d'admettre que la matière volatile délétère ait besoin
de surfaces traumatiques pour s'introduire dans l'organisme, son action ne se rapporte pas à la simple contagion volatile ordinaire.

En présence des incertitudes auxquelles je fais allusion,
j'ai pensé que l'expérimentation pourrait avoir de l'intérêt.
Voici comment elle a été instituée :

D'une part, dans un grand nombre de cas, j'ai développé
la septicémie sur un ou deux lapins très-jeunes, appartenant
à de nombreuses portées. Les petits malades sont demeurés
dans leurs cabanes, à compter du moment de l'inoculation
jusqu'à celui de la mort, et l'on sait qu'avant le sevrage ces
rongeurs se tiennent côte à côte, nez à nez, dans un nid fort
étroit. S'ils mouraient pendant la nuit, leurs cadavres de-
meuraient quelquefois douze heures en contact avec les
vivants; et, s'ils périssaient pendant le jour, les cadavres

étaient souvent laissés intentionnellement dans le nid jusqu'à décomposition assez avancée. Or, dans aucun de ces
cas, je n'ai observé la contagion de la septicémie, ni sur la
mère, ni sur les petits. Comme les animaux exposés aux
émanations septicémiques ne portaient pas de plaies suppurantes, ils se trouvaient dans les conditions des individus
sains sur lesquels l'encombrement, les miasmes des opérés,
des femmes en couches, ne développent aucune maladie
putride.

En plaçant auprès de femelles venant de mettre bas, ou
auprès de sujets blessés, des animaux septicémiques pendant
un temps suffisant, il serait possible de voir si la septicémie
est transmissible ou infectieuse à distance. Mais, comme la
plupart des contagions à distance sont éventuelles et qu'elles
frappent seulement une partie des individus exposés à leur
influence, il faudrait répéter un grand nombre de fois les
expériences pour les rendre concluantes. Je les tenterai plus
tard, quand j'en trouverai l'occasion.

Pour remplacer ces expériences, dans lesquelles la matière
volatile se met en contact avec des plaies ou de vastes surfaces accidentelles, j'ai pensé à recueillir cette matière
volatile et à l'inoculer soit à la peau, soit dans le tissu cellulaire sous-cutané. Voici les tentatives exécutées dans ce sens.

J'ai pris d'abord un lapin d'une assez forte taille qui venait
de mourir d'une inoculation septicémique, et, après lui avoir
enlevé la peau, j'ai mis ce lapin sous une grande cloche de
cristal reposant sur une lame de verre. Dix minutes après,
les parois de la cloche étaient couvertes de vapeur, et au
bout d'une heure des gouttelettes ruisselaient de la cloche
sur la lame de verre. A ce moment, la cloche a été sou-
levée, et une lancette irréprochable s'est chargée, en plusieurs fois, de quatre gouttes de rosée que j'ai insérées,
sur un lapin, dans quatre piqûres de la peau arrivant jusqu'au tissu cellulaire sous-jacent; puis j'en ai fait autant
à un second un peu plus gros que le premier. La rosée re-
cueillie perlait sur la lancette et semblait d'une parfaite lim-
pidité. D'autres gouttelettes prises aux parois de la cloche et

examinées avec soin n'ont offert ni bactéries ni aucune espèce de corpuscules, sauf ceux des poussières qu'on trouve, en certaine proportion, sur les lames de verre les mieux essuyées. Les lapins auxquels cette rosée était inoculée ne parurent point malades le jour même, mais dès le lendemain ils étaient tristes, fiévreux et ne mangeaient plus ; l'un mourut vingt-cinq heures et l'autre vingt-six heures après l'opération, présentant tous les deux de fines bactéries en chapelet dans le sang.

Ce résultat m'ayant vivement frappé, je voulus sans plus tarder répéter l'expérience. L'un des deux lapins qui venaient de mourir fut privé de sa peau et mis sous la cloche de cristal parfaitement lavée et essuyée. J'eus le soin de placer le cadavre sur une grande soucoupe de porcelaine, afin qu'il n'y eût aucun contact entre lui et la lame de verre sur laquelle reposait la cloche. Au bout d'une heure et quart, la vapeur dégagée par ce cadavre commençait à donner des gouttes ruisselantes. J'en inoculai aussitôt trois à un premier lapin, trois à un second, et sept à un troisième ; aucun de ces animaux ne parut malade le lendemain ni les jours suivants. Ils étaient vivants au bout de quinze jours. Quelque temps après, un nouveau lapin reçut par cinq piqûres de lancette cinq gouttes de la rosée qui continua à se dégager du cadavre pendant la nuit. Il n'en fut nullement incommodé.

Sur deux derniers lapins, j'injectai sous la peau, à l'aide de la seringue de Pravaz, 1 gramme et demi de vapeur condensée sur les parois de la cloche qui recouvrait un cadavre septicémique : ceux-ci n'en souffrirent que très-peu et se rétablirent parfaitement.

Ainsi, de huit lapins qui reçurent des produits volatils de septicémiques, deux seulement en périrent, les six autres survécurent. Ces résultats me font craindre que dans les deux premières expériences le cadavre qui a donné la vapeur n'ait touché par quelque point aux parois de la cloche et que la diffusion ait répandu dans la masse une gouttelette de sang ou de sérosité, gouttelette qui aurait donné lieu à une dilution au centième, au millième, etc.

Je me propose de revenir plus tard sur ces expériences et de les appliquer à des matières virulentes diverses, car elles me semblent d'une immense portée au point de vue des théories proposées pour expliquer les contagions. En effet, comme les émanations volatiles des cadavres septicémiques n'ont présenté aucune espèce d'éléments figurés ni de bactéries, si elles tuent, ce ne sera pas par des corpuscules ou des êtres organisés quelconques, et si d'autres virus volatils tuent, quoique dépourvus de corpuscules, il faudra bien modifier les explications que l'on donne des contagions à distance.

V. *Les produits de la septicémie sont-ils inoculables par les muqueuses intactes, notamment par la muqueuse des voies digestives ?*

Tous les jours les vautours et les autres rapaces qui vivent de proie morte font, pour leur compte, les expériences dont je vais parler. Le chien, le loup, comme on le sait, se repaissent souvent de chair en voie de décomposition ; l'homme même, qui fait quelquefois usage de gibier faisandé et incomplétement cuit, absorbe aussi des produits septiques. Mais on peut objecter que le vautour, le loup, le chien, sont probablement des animaux réfractaires à la septicémie et que, par conséquent, l'expérience faite sur eux est sans valeur.

Voyons donc d'abord comment se comportent les matières putrides introduites dans les voies digestives des animaux les plus aptes à contracter la septicémie, et à la contracter à doses presque infinitésimales.

J'ai donné à deux lapins qui vivaient dans la même cabane et à jeun depuis vingt-quatre heures, de la farine et de la mie de pain humectées de sang de cheval putréfié : ils s'en sont immédiatement éloignés avec une répugnance visible ; mais, peu à peu, ils en ont pris une partie ; le moins vigoureux en a contracté une légère diarrhée; l'autre n'en a éprouvé rien d'appréciable.

J'ai donné ensuite à sept autres lapins de divers âges du

sang de lapins septicémiques qui venaient de mourir, lequel
n'était nullement fétide, depuis quelques grammes jusqu'à
douze grammes, associé à de la mie de pain, du son, de
l'avoine. L'un deux a reçu en outre une rate de sujet septicémique ; le dernier et l'avant-dernier ont avalé du sang
porté directement dans la bouche à l'aide d'un pinceau. Le
tout a paru être dégluti régulièrement. Aucun de ces animaux
n'a éprouvé, après le repas, ni dégoût, ni fièvre, ni diarrhée ; ils ont continué pendant plus d'un mois et demi à
bien se porter, sans maigrir. Deux d'entre eux, conservés
pour la reproduction, sont encore vivants et allaitent leurs
petits.

Mais les choses ne se sont pas toujours passées ainsi, et
dans deux expériences j'ai vu les animaux contracter la septicémie en avalant des produits virulents. Je vais rapporter
ces deux expériences avant de rechercher pourquoi elles sont
en contradiction avec les précédentes.

1° Un gros lapin adulte, mis à part, reçoit sur une assiette
une poignée de farine et d'avoine arrosée de sang provenant
d'un lapin septicémique, mort depuis une demi-heure, plus
quelques morceaux de foie du même animal ; le mélange est
mangé promptement, car le lapin a été privé d'aliments
dès la veille, et après le repas on remet du fourrage à sa dis-
position ; le lendemain l'animal mange sans paraître indisposé, mais le surlendemain il est couché, sa respiration est
laborieuse, bruyante, comme celle que donne une maladie
de poitrine ; sa démarche est lente et pénible ; il y a profonde
adynamie. La mort survient quarante-deux heures après
l'ingestion des aliments chargés de produits virulents. Autopsie faite immédiatement : estomac très-distendu, mais non
irrité ; intestin presque à l'état normal, sauf une injection
assez prononcée ; vessie remplie outre mesure, pas d'épanchement péritonéal, mais du côté des organes respiratoires
lésions non équivoques. Larynx et trachée très-hypérémiés ;
poumons très-engoués dans l'ensemble et hépatisés déjà en
quelques points comme dans la pneumonie à la période
d'état ; épanchement séro-sanguinolent dans les deux plèvres

Pourquoi donc ces lésions de l'appareil respiratoire, alors que précisément les matières virulentes ont été adressées à l'appareil digestif?

2° A un autre lapin de trois à quatre mois, du sang d'animal septicémique est introduit dans la bouche à trois reprises à l'aide d'un gros pinceau ; l'animal en avale ou paraît en avaler deux à trois grammes, puis il reçoit de l'herbe qu'il mange de bon appétit. Treize heures et demie seulement après l'ingestion du sang, le lapin se débat dans sa cabane, puis il expire. Aucune solution de continuité ne se voit à la bouche ni aux lèvres, et pas de lésions dans le tube gastro-intestinal; d'un autre côté le larynx est très-rouge, la trachée vergetée, noirâtre dans toute sa longueur, les poumons sont volumineux, pleins de sang demi-coagulé, comme à la période congestive de la pneumonie. Évidemment, il y a une irritation laryngienne, trachéale, pulmonaire, qui semble indiquer la chute d'une certaine quantité de sang dans les voies aériennes, quoiqu'il ne reste plus de traces de ce sang sur la muqueuse; et, en effet, les expériences que voici prouvent que cette chute dans le larynx et les bronches du lapin est facile, même dans les cas où la déglutition de cet aliment, qui répugne toujours aux herbivores, ne paraît pas irrégulière.

J'ai porté dans la bouche d'un jeune lapin deux à trois grammes de sang à l'aide d'un pinceau, puis tué l'animal sans délai, afin que le sang qui pouvait tomber dans la trachée n'eût pas le temps d'être entraîné dans les bronches, ni dénaturé par les mucosités; or l'examen micrographique du mucus pris sur les cordes vocales et dans les ventricules de la glotte m'a montré un grand nombre de globules sanguins. Pour qu'il ne restât pas de doute dans mon esprit sur la provenance étrangère de ces globules, j'ai, dans une autre expérience, remplacé le sang de mammifère par du sang d'oiseau; et cette fois les globules associés au mucus des ventricules de la glotte, du larynx et de la partie supérieure de la trachée avaient la forme elliptique, c'étaient bien des globules d'oiseaux, et non ceux du sang du lapin qui auraient pu se mêler au mucus pendant les manipulations de l'autopsie.

Il me semble donc établi que dans le cas où le lapin est tué après avoir mangé ou avalé, soit du sang, soit d'autres débris septicémiques, il l'est non parce qu'il en arrive dans le tube gastro-intestinal, mais par les fractions qui en tombent dans les voies aériennes. Les quantités les plus minimes, un centième, un millième de goutte, peuvent avoir ces conséquences.

Voyons maintenant si chez d'autres animaux l'inoculation de la septicémie peut s'effectuer par les voies digestives.

Trois ruminants, une chèvre, une brebis et son agneau, ont reçu à plusieurs reprises du sang et des viscères de lapins septicémiques, viscères portés entiers ou en morceaux dans le pharynx à l'aide d'une pince à pansements. La chèvre a eu, pour sa part, et à quelques jours d'intervalle, deux foies, trois rates et deux reins ; la brebis, trois foies, deux rates, trois reins et deux morceaux de muscles ; l'agneau, un foie, deux rates, quatre reins, un cœur, un poumon avec une masse considérable de sang. L'appétit de ces animaux s'est maintenu ; la rumination ne s'est pas suspendue; il n'y a eu ni fièvre ni diarrhée. Trois mois après, à ces mêmes ruminants qui se trouvaient en parfaite santé, de nouvelles quantités de débris septicémiques ont été données sans produire aucun effet appréciable. On était alors au plus fort de l'été.

Les rats se sont comportés comme les ruminants : ils ont impunément consommé le sang et la plupart des organes des animaux morts de la septicémie. Vingt-cinq rats de divers âges, appartenant à plusieurs familles, en ont reçu au commencement de juin, en différentes fois; neuf autres un peu plus tard. Ils ont bu le sang et la sérosité à l'état de pureté, mangé les muscles, le foie, la rate, les poumons, rongé les os des lapins septicémiques. Les quantités consommées étaient considérables, relativement à la taille; néanmoins elles étaient limitées, afin qu'il n'y eût pas de diarrhée. Or, aucun des rongeurs n'a souffert de l'usage de ces débris. Loin de là :

après un ou deux repas à la chair, les rats sont devenus plus vifs ; quelques-uns ont pris des allures agressives. Deux ou trois, rendus carnassiers en quelques jours, ont tué de leurs frères ou de leurs petits pour en dévorer les yeux et le cerveau.

Quant aux chiens, ils ont consommé des quantités prodigieuses de débris virulents. Huit ou dix de ces animaux ont, dans le courant de l'année, mangé successivement tous les lapins tués par la septicémie, ils en recevaient les cadavres entiers, sauf la peau, dans l'état où les laissait l'autopsie. Le sang, les viscères, les muscles, le squelette, tout était dévoré avec avidité. On se contentait seulement de donner quelques coups de sécateur ou de marteau aux os des lapins adultes pour prévenir de trop graves lésions de la bouche, du pharynx ou de l'œsophage. Ces débris ont paru se digérer comme ceux des lapins non malades ou comme de la chair de bonne qualité ; jamais ils n'ont donné lieu à un trouble sérieux dans les fonctions digestives ou à une indisposition notable. Les chiens se sont maintenus en bonne santé. Et si, sur la fin de l'été, quelques-uns ont maigri, ç'a été à compter du moment où leur ration de lapins septicémiques est devenue un peu faible.

J'ajoute que les chats sur lesquels j'ai pu expérimenter se sont comportés comme leurs congénères. Deux de ces carnassiers, tenus dans une grande caisse, n'ont jamais joui d'une meilleure santé que dans les moments où ils recevaient du lapin septicémique à discrétion.

Ainsi, d'une part, sur beaucoup d'animaux tels que la chèvre, la brebis, le chien, le chat, le rat, la septicémie n'est pas inoculable par l'appareil digestif ; d'autre part, sur le lapin, qui jouit au plus haut degré de l'aptitude à contracter cette forme d'altération du sang, elle ne paraît pas l'être davantage. Ce qui fait croire, chez ce dernier, à une inoculation par l'appareil digestif, c'est, je pense, une autre inoculation très-différente résultant de la chute de quelques particules virulentes dans les voies aériennes où l'absorption s'effectue rapidement sans modification préalable des substances offertes. Probablement cet accident tient à une déglutition rendue irrégulière par suite de la répulsion instinctive que l'herbivore éprouve pour les substances animales.

Quant aux matières simplement putrides et dépourvues de virulence, leur introduction dans les voies digestives en quantité modérée est également impuissante à faire naître ce qu'on appelle la septicémie. L'eau putride, l'eau de macération, que j'ai fait avaler au cheval, n'a paru exercer qu'une légère action laxative; la chair putréfiée, le sang à un état très-avancé de décomposition, ont provoqué chez le chien des vomissements, mais non toujours de la purgation; dans les cas où le vomissement avait été rendu impossible par la ligature de l'œsophage, le sang putréfié n'a pas été sensiblement plus dangereux que dans les conditions ordinaires.

Au reste, les deux expériences comparatives que voici font contraster, d'une manière frappante, la faible action des matières septiques sur le tube gastro-intestinal avec l'action si funeste et si prompte qu'elles exercent dans les parties où elles peuvent être absorbées sans se modifier. J'injecte dans l'estomac d'un chien à jeun 50 grammes de sang putréfié et je lie l'œsophage; puis je pousse dans le tissu cellulaire d'un autre chien de même taille 10 grammes du même sang. Le premier chien paraît abattu dans le reste de la journée, surtout à cause de la constriction œsophagienne, mais au bout de quatre à cinq jours il paraît remis et très-disposé à manger; le second, qui a reçu le sang dans le tissu cellulaire seulement à la dose de 10 grammes, meurt en moins de dix-huit heures avec des lésions locales très-étendues et de nombreuses lésions intestinales et ganglionnaires. Sur les deux autres chiens l'eau de macération remplace le sang. L'un en reçoit dans l'estomac 100 grammes et n'en est pas sérieusement incommodé; l'autre, qui en absorbe seulement 50 dans le tissu cellulaire de la région costale, en meurt en quinze heures après avoir présenté des symptômes de stupeur et de profonde adynamie.

Resté maintenant à chercher la raison de l'innocuité des matières putrides et des matières virulentes de la septicémie dans les voies digestives, raison qui paraît être ou leur altération par le suc gastrique, ou leur non-absorption.

Dans le but de voir si c'est par le suc gastrique que s'altère et se détruit la virulence des débris septicémiques et dans quel délai la destruction s'effectue, j'ai fait avaler des quantités déterminées de ces débris à des chiens, à des rats, à jeun, que je tuais après un certain nombre d'heures de digestion, puis j'en ai repris les restes dans l'estomac ou l'intestin, et les ai inoculés à des lapins. Voici ce que j'ai obtenu :

1° Du sang et de la pulpe hépatique provenant d'un lapin à septicémie ont été repris dans l'estomac d'un rat après deux heures de digestion. Inoculés sous forme de bouillie à la dose d'une goutte seulement, ils ont tué un lapin en quarante-huit heures.

2° Des débris de même nature tirés de l'estomac d'un rat, après cinq heures de digestion, l'ont tué à la dose de deux gouttes, quarante-cinq heures après l'inoculation.

3° De la pulpe du foie d'animal septicémique tirée sous forme de bouillie de l'estomac d'un chat digérant depuis dix heures et inoculée à la dose de deux gouttes a été sans effet.

4° Du sang et du tissu musculaire du cœur d'un cadavre septicémique, après onze heures de digestion dans l'estomac d'un rat, ont tué un jeune lapin en cinquante et une heures par deux inoculations aux jambes.

5° De la bouillie prise dans l'estomac d'un chien digérant depuis quinze heures une moitié de lapin septicémique a tué, au bout de huit jours, un lapin auquel on avait inoculé à la jambe une seule goutte de cette bouillie.

6° De la pulpe tirée de l'estomac d'un rat qui digérait depuis seize heures du foie et du cœur septicémiques, déposée sur une petite plaie cutanée, a fait périr un lapin au bout de quatre jours.

7° Mais le contenu de l'intestin, après ces seize heures de

digestion, pris à 20 centimètres du pylore et inoculé à un des
membres postérieurs d'un jeune lapin, est demeuré inoffensif à la dose d'une goutte.

Il est clair, d'après cela, que si la digestion dépouille les
débris septicémiques de leur virulence, elle ne le fait, dans
l'estomac, qu'au bout d'un temps très-long. Or, dès l'instant
que la virulence persiste encore cinq, dix, quinze heures
après l'arrivée des matières dans le réservoir gastrique, l'absorption a le temps de se faire, à supposer qu'elle soit possible. Vraisemblablement cette absorption de la matière
demeurée virulente ne se fait pas, puisque sur le lapin, si
rien n'a fait fausse route, l'ingestion des débris septicémiques
n'est suivie d'aucun accident. Nous avons donc ici quelque
chose qui se comporte à la manière du curare, des venins et
de la plupart des virus.

De quelque façon qu'on envisage la particularité que je
viens de signaler, elle paraît digne de fixer l'attention. En
effet, si la virulence des débris septicémiques tient à des êtres
microscopiques, il faut admettre que ces êtres trouvent dans
l'estomac, au sein d'un milieu acide et au contact du ferment appelé pepsine, les conditions d'existence que leur
offraient le sang et les tissus. Au contraire, si cette propriété
morbide résulte d'une modification isomérique des principes immédiats du sang et des tissus, il faut croire que cette
modification persiste malgré la dissolution de ces principes
et leur conversion en peptones.

Il est probable, au reste, que le sang et les tissus, jouissant
de propriétés contagifères, ne se comportent pas, dans le
tube digestif, autrement que le sang et les tissus à l'état
normal. Tant que leur élaboration n'est pas complète, ils
demeurent virulents et non endosmotiques, par conséquent
inoffensifs. Une fois parfaitement élaborés, ils perdent leur
virulence et peuvent être absorbés sans inconvénient.

Il est bon de noter, en terminant ce paragraphe, que
d'autres muqueuses, la conjonctive par exemple, n'absor-
bent pas mieux le virus septicémique que la muqueuse
gastro-intestinale. Ainsi, trois ou quatre gouttes de sang

versées sur une boulette de coton maintenue sous la pau-
pière supérieure d'un lapin, pendant huit minutes, n'ont produit aucun effet fâcheux. La même quantité, maintenue sur
un second lapin pendant un quart d'heure et sur un troisième pendant vingt minutes, a été également inoffensive.

VI. *Quelles sont les conditions de la virulence des matières
putrides et des liquides provenant d'animaux septicémiques?*

La question que je vais aborder est certainement la plus
délicate et la plus obscure de celles qui se rattachent à
l'histoire des maladies putrides. Elle doit nous intéresser à
un double titre, puisqu'elle se lie à la constitution des matières virulentes en général, non moins qu'aux propriétés
des produits septicémiques.

Tout en commençant cet examen, il importe d'établir une
distinction entre les qualités du sang putréfié à l'air et celles
du sang altéré sur l'animal septicémique. Ces deux sangs,
qu'on voudrait considérer comme ayant éprouvé une altération identique ou une simple altération putride, ne paraissent point semblables ni par leurs propriétés physiques, ni
par leurs caractères micrographiques. Ils se différencient
aussi l'un de l'autre par leur mode d'action sur l'organisme.
Le sang putréfié, d'odeur fétide, a ses globules détruits, est
chargé de bactéries, de microzoaires de plusieurs sortes ; il
n'agit qu'à dose assez forte et d'une manière incertaine; son
action échoue dans les trois quarts, parfois dans les neuf
dixièmes des cas; en d'autres termes, il donne difficilement
la septicémie, et il ne la donne pas du premier coup parfaite
et achevée. Le sang des animaux septicémiques, au contraire,
ne présente aucun indice de putréfaction ; il conserve ses
globules, demeure souvent dépourvu de bactéries pendant la
vie, agit à coup sûr, à dose presque infinitésimale, en réalisant
d'emblée une septicémie parfaite quant à ses caractères et à
sa contagiosité; il se comporte, en un mot, comme un liquide
essentiellement virulent et d'une très-grande puissance.
Aussi, les effets de l'un ne peuvent pas être assimilés à ceux

.de l'autre. Le sang des septicémiques, inséré sur les animaux qui lui offrent un terrain favorable, fait constamment naître la septicémie. Le sang putréfié, s'il agit, détermine tantôt la septicémie, tantôt un empoisonnement tout particulier, même foudroyant. Ces différences constatées, cherchons à reconnaître à quel moment précis les deux sangs acquièrent des propriétés septiques ou virulentes. Les changements qu'ils subissent, en devenant délétères, peuvent nous mettre sur la voie des causes ou des conditions auxquelles ces liquides doivent leurs funestes propriétés.

Lorsqu'on a inoculé une goutte de sang d'un septicémique à un très-jeune lapin du poids de 100 grammes par exemple, lequel a environ 6 grammes de sang dans les vaisseaux, la goutte étrangère, supposée intégralement absorbée, donnera, avec le sang du petit rongeur, une dilution au 162e, dilution qui devrait immédiatement devenir apte à la contagion ; cependant elle ne l'est pas encore à ce moment, et je m'en suis assuré en reprenant le sang de l'animal une demi-heure ou une heure après l'inoculation pour le reporter sur d'autres. Ce sang, déjà chargé des éléments virulents, n'était pas encore virulent lui-même, comme cela arrive pendant la période d'incubation des maladies contagieuses.

Mais le sang de l'animal vivant, à la suite de l'inoculation septicémique, ne tarde pas à acquérir cette propriété qui lui manquait au début. Il l'acquiert à un moment variable suivant les cas, plus tôt dans les septicémies à marche rapide que dans celles qui entraînent la mort seulement au bout de trois à quatre jours. Ainsi, sur un lapin à septicémie rapide, la virulence du sang existait vingt-cinq heures après l'inoculation et quatre heures avant la mort. Sur un autre à septicémie moins prompte, elle s'observait le troisième jour, sept heures avant la mort. Sur un troisième, elle était constatée seulement le sixième jour et plusieurs heures avant la période de refroidissement. Dans toutes ces circonstances elle jouissait de son activité ordinaire, car le sang pris sur les trois animaux a tué, au bout de vingt-quatre à trente-neuf heures, les lapins auxquels on l'a inoculé, et il les a tués avec des lésions viscérales et une profonde altération des globules.

Dans les maladies charbonneuses, les choses se passent de la même façon. Peu après l'inoculation, quoique le virus soit absorbé et disséminé, le sang qui l'a reçu ne possède pas encore de propriétés contagifères. Aussi, peut-il être alors reporté sans inconvénient sur d'autres animaux. Mais, après un temps variable suivant l'espèce et les individus, la virulence survient. Elle s'est montrée dans un cas vingt heures après l'inoculation, dans un autre après douze heures, dans un troisième après quatre heures. Je l'ai même vue développée après six à huit heures sur des lapins dans le voisinage ou dans l'atmosphère des points inoculés. Et son apparition, si elle a précédé celle des bactéries, a toujours coïncidé avec la présence d'un grand nombre de globules ou de granules blancs.

La virulence du sang n'existe donc pas du moment où l'absorption des matières septiques est effectuée. Elle naît à la suite d'une période d'incubation, qui, sur le cheval, peut être fort longue ou de trois à quatre jours pour le charbon. Conséquemment elle ne dérive pas, en ligne directe, des éléments introduits, mais procède des éléments nouveaux engendrés par ceux-ci ; dans tous les cas elle se manifeste pendant la période de calorification exagérée, et coïncide avec l'apparition de nombreux granules blancs. Souvent elle s'est montrée avant le développement des bactéries.

Dans mes études sur la septicémie, comme sur le charbon, je me suis attaché très-particulièrement à déterminer à quelle phase de la maladie le sang acquiert la virulence, et à rechercher les modifications de ce liquide qui peuvent coïncider avec la manifestation de cette propriété morbide. Un grand intérêt s'attache à de telles coïncidences.

Mais les modifications que le sang éprouve en devenant virulent peuvent être chimiques aussi bien que micrographiques. Les premières ne sont pas de mon ressort et j'en renvoie l'étude à la section de chimie, me bornant à celles

que le microscope peut faire voir à tous les observateurs.
Or, dans le charbon comme dans la septicémie, au moment
où le sang devient virulent, sa seule modification consiste
dans l'existence d'un plus ou moins grand nombre de fins
granules, tantôt immobiles, tantôt doués de mouvements
propres. Ces granules, que l'on voudrait regarder comme des
êtres vivants, des bactéries ou des éléments destinés à former plus tard des bactéries en chapelet, me paraissent
ressembler beaucoup aux granules de la lymphe et des
ganglions lymphatiques, produits en abondance dans les
maladies charbonneuses comme dans la septicémie. Quelle
qu'en soit la nature, leur apparition en nombre considérable marque la période à laquelle surgit la virulence.

Maintenant, devons-nous voir dans la présence de ce
granules, animés ou non, la cause ou seulement le signe, la
marque de cette propriété. Ils ne semblent pas la cause
de la virulence pour deux raisons : d'une part, parce qu'ils
existent déjà en certaine proportion dans le sang normal non
infectieux ; d'autre part, parce qu'ils manquent dans les
produits volatils qui, deux fois, se sont montrés virulents.
S'ils étaient la cause, la condition matérielle de la propriété
dont il s'agit, il faudrait en rechercher avec soin la nature et
le mode d'action.

Les vibrioniens, les bactéries linéaires, auxquels on attache tant d'importance, ne paraissent pas être davantage la
raison matérielle de la virulence, car j'ai constaté souvent
que cette propriété apparaît avant eux dans toute sa plénitude. Au moment où la virulence apparaît, le microscope ne
montre pas de bâtonnets dans le sang de la circulation générale et même souvent il n'en fait pas découvrir avant la
mort. Les bactéries manquent dans les produits volatils de
la septicémie qui paraissent jouir aussi d'un certain degré
de virulence. Enfin, le sang charbonneux, sur l'animal vivant, devient contagifère, comme celui des animaux septicémiques, avant l'apparition des êtres microscopiques.

Je sais bien qu'au moment où la virulence commence à
se constater les éléments des bactéries paraissent exister

dans le sang sous forme de granules, et qu'à cette forme rudimentaire ils peuvent, à la rigueur, jouer le même rôle que les bâtonnets ; mais ces objections ne sont fondées que sur des hypothèses : elles s'appuient sur des faits qui ne sont nullement établis avec certitude.

En effet, personne jusqu'ici n'a déterminé la nature des petits granules qui surgissent dans le sang à une certaine période de l'évolution de la septicémie et du charbon. Ils ressemblent aux petits globulins qui existent à l'état normal dans le sang, aux globulins de la lymphe, du chyle, du pus, c'est-à-dire aux éléments non agrégés ou aux éléments dissociés des gros globules blancs dont le contenu est évidemment de nature granuleuse. Leur présence, en grand nombre, dans le sang des individus septicémiques pourrait résulter, comme dans la morve et le farcin, d'une surexcitation des glandes lymphatiques ou des causes complexes qui donnent lieu à l'hypergenèse globulaire. D'ailleurs, à supposer que la totalité de ces granules ou une partie d'entre eux soient des bactéries, il faudrait démontrer que ces bactéries sont celles qui doivent se disposer en séries pour former les linéaires.

Si donc le sang des animaux septicémiques est virulent avant de renfermer des bactéries linéaires, s'il l'est avec de simples granules dont la nature animale ou végétale n'est pas déterminée, nous ne sommes pas autorisés à regarder la bactérie comme la condition essentielle ni même comme l'une des conditions de la virulence.

Quelle qu'en soit la raison ou la cause, cette virulence du sang peut être altérée ou détruite par la putréfaction, l'action de la chaleur, de divers agents chimiques, de la dessiccation, etc.

La putréfaction, et c'est là une particularité très-digne de remarque, affaiblit la virulence du sang qui provient des septicémiques. Ce sang n'est jamais plus actif qu'à l'état frais. Une fois altéré, il se comporte simplement comme le sang putride, ses doses doivent être plus fortes et son action devient incertaine ; d'où il suit que l'altération du sang dans la

septicémie n'est pas une altération de la nature de celle que
la putréfaction produit. Les deux ne s'additionnent pas, ne
se complètent pas ; elles se modifient au contraire l'une par
l'autre, au point même que la seconde peut annuler la
première.

La chaleur détruit absolument cette virulence. Le sang
des scepticémiques porté au degré de l'ébullition perd complétement ses propriétés. Le coagulum redissous ou délayé,
de même que la partie liquide, perd toute aptitude à faire
naître la septicémie. Je m'en suis assuré par plusieurs inoculations qu'il est inutile de rapporter ici.

Mais la chaleur et les coagulants n'exercent pas la même
action sur les liquides en putréfaction, sur le sang putride.
Suivant Bergmann et Panum, le poison septique contenu
dans ces liquides résisterait à l'action prolongée de la chaleur, au degré de l'ébullition, comme à l'action de l'alcool. Il
serait distinct des matières albuminoïdes et simplement associé avec elles. Sous ce rapport, le sang de la septicémie se
différencie encore du sang putride.

La dessiccation à l'air libre et à une température modérée
laisse subsister la virulence pendant un certain temps, sans
l'affaiblir beaucoup, de telle sorte que le sang sec, s'il est
délayé dans l'eau, reprend les propriétés dont il jouissait à
l'état liquide; cependant peu à peu le sang sec, au contact
de l'air, en brunissant, perd de son activité, et au bout d'un
mois ou six semaines il peut être devenu tout à fait inoffensif.
C'est ce qui est arrivé, notamment pendant l'été, à trois
ou quatre échantillons conservés sur des capsules de porcelaine. L'altération est d'autant plus rapide d'ailleurs que
le sang se trouve moins frais lors de sa récolte et que sa
dessiccation met plus de temps à s'effectuer.

Quant à la congélation, d'après quelques observateurs elle
ne dépouille pas non plus le sang de sa virulence. C'est un
fait que j'admets volontiers, par analogie, car j'ai vu plusieurs
fois le sang charbonneux conserver toute ses propriétés après
une congélation prolongée à une température de — 8 à
— 10 degrés centigrades.

Ces diverses particularités ne sont pas sans importance au point de vue pratique.

En somme, le sang et divers liquides acquièrent la virulence à une certaine période de la septicémie ; ils l'acquièrent avant l'apparition des bactéries linéaires et des bactéries en chapelet, mais au moment où des granules de nature indéterminée s'y développent en grand nombre. Cette virulence, qui persiste longtemps sur le cadavre, s'affaiblit et s'éteint par la putréfaction, et paraît résulter d'une altération spécifique distincte de la putridité. Il n'est pas impossible qu'elle tienne à une modification des principes normaux ou à la production d'un principe nouveau particulier.

VII. *En quoi consiste essentiellement la septicémie?*

Pour peu qu'on ait étudié l'action des matières septiques sur l'organisme, on reconnaît qu'elle a pour résultat une altération très-évidente du sang coïncidant avec des troubles dans les phénomènes chimiques de l'hématose et de la nutrition.

Dans le cas où la matière putride, en masse considérable, tue promptement, ou plutôt foudroie, elle semble agir particulièrement sur le système nerveux à la manière des poisons stupéfiants ; néanmoins, si rapide que soit alors son action, elle se traduit déjà par un commencement d'altération du sang : la diminution de la coagulabilité du liquide et la tendance à la dissolution de ses globules.

Lorsque, au contraire, la matière putride a agi avec lenteur, son action sur le sang a un triple résultat : 1° la coagulabilité s'affaiblit considérablement ; 2° les globules laissent échapper leur contenu et tendent à se détruire ; 3° il apparaît une certaine quantité de petits granules mouvants et de vibrioniens. Ces trois modifications, constatées par tous les expérimentateurs, paraissent de simples résultats : il faut chercher à découvrir leur mode de production ou la nature de l'état morbide dont ils dérivent.

On a dit que dans la septicémie expérimentale ou produite

par l'inoculation le travail d'altération du sang était d'abord
un travail local. Au point d'inoculation les éléments virulents
déposés se reproduiraient, se multiplieraient, et de ce petit
foyer ils se répandraient dans tout le reste de l'organisme.
Cela paraît avoir lieu dans le charbon à tumeurs, dans la
pustule maligne; mais le travail local n'est pas le préliminaire obligé de l'autre. Qu'il s'effectue ou qu'il manque, l'altération ne s'en réalise pas moins avec sa rapidité et son
intensité ordinaires.

Déjà, en ce qui concerne le charbon, j'ai vu, il y a longtemps, que ce travail local n'a pas d'importance, puisqu'on
peut le supprimer sans enrayer sensiblement l'évolution de
la maladie. Et voici comment j'ai constaté ce fait. Le lapin à
longues oreilles se prête admirablement à l'expérience. Après
avoir inséré, à l'aide de la lancette, une gouttelette de sang
charbonneux près de la pointe de la conque, j'attends un
instant pour que l'absorption d'une partie du liquide ait
commencé, puis je coupe l'oreille en travers, d'un seul coup
de ciseaux, à une certaine distance des piqûres. C'est, je crois,
supprimer radicalement le foyer du travail local. Vingt et un
lapins ont servi à ces expériences pour le charbon. Le premier, qui a eu l'oreille coupée une heure et demie après
l'inoculation, a succombé au charbon dans les vingt-quatre
heures; le second, sur lequel l'opération a été faite au bout
d'une heure, a péri dans le même délai; le troisième, et ceci
est fort remarquable, le troisième, qui a subi l'amputation
cinq minutes après l'insertion du virus, a également succombé dans les vingt-quatre heures. Un quatrième, à oreille
amputée après quatre minutes, est mort en trente heures;
néanmoins, deux autres, dont l'oreille a été retranchée après
quatre minutes et demie, n'ont point été malades. L'amputation faite, trois minutes, deux minutes après l'insertion du
virus, a seule sauvé la totalité des sujets, sauf un qui a succombé en trente heures et sur lequel l'excision de l'oreille
avait été faite au bout de deux minutes et demie.

Conséquemment, dès que l'absorption a pu prendre une
quantité suffisante de matière virulente au point d'inocula-

tion, c'est-à-dire après quatre à cinq minutes en général, et même quelquefois après deux minutes et demie, le lieu de l'inoculation, le foyer où s'établirait, où pourrait s'établir un travail local, est supprimé sans inconvénient.

Dans le cas d'inoculation septicémique, la particularité est plus frappante encore; car, dès qu'une proportion infinitésimale de principes virulents est absorbée, l'amputation de l'oreille ne peut plus empêcher l'évolution de la maladie. Sur un lapin, l'oreille a été coupée trois minutes après l'inoculation, l'animal est mort; sur un second, l'amputation de l'oreille, au milieu de sa longueur, a eu lieu deux minutes à compter de la fin de l'inoculation, sa mort est survenue au bout de dix-sept heures; sur un troisième, l'amputation a été effectuée après une minute, et le lapin n'en a pas moins péri en dix-sept à dix-huit heures. Une minute a donc suffi à l'absorption pour prendre, dans deux piqûres de lancette, la quantité de virus capable de donner lieu à la septicémie; mais une minute a été le minimum de temps nécessaire à la capture de la matière virulente. Un lapin dont l'oreille a été enlevée trente secondes après l'insertion du sang n'est pas mort. Ici, en trente secondes, l'absorption n'a même pu prendre son billionième ou son trillionième de goutte!

Voilà donc un premier fait bien établi. En supprimant les conditions du travail morbide local, on n'entrave nullement l'évolution de la septicémie. Celle-ci naît avec sa rapidité habituelle et tue dans les délais ordinaires. Un travail local n'est donc pas indispensable.

Mais ce travail, si l'on respecte les parties où la matière virulente a été déposée, se produit-il réellement, soit toujours, soit au moins dans quelques circonstances. L'aspect des piqûres et des parties qui les entourent permet de résoudre la question. Or cet aspect varie suivant que le sang a été inséré pur ou dilué dans l'eau. Si le sang a été employé pur, il a peu irrité la plaie et sa périphérie. Au bout de quinze à vingt heures, les lèvres en sont rapprochées, comme si une réunion immédiate se préparait; au-dessous, pas de rougeur bien vive, pas de phlegmon ; autour, peu ou point d'œdème. Si, au contraire, on s'est servi de sang dilué, l'irritation paraît plus vive, et il y a moins de tendance à l'adhésion. D'autre part, si l'insertion de ce sang dilué s'est prolongée dans le tissu cellulaire, on voit qu'il s'est formé une poche à parois granuleuses, présentant déjà de la matière purulente bien formée en vingt-quatre à trente heures ; puis au-dessus se dessinent des lignes rougeâtres qui indiquent les lymphatiques ; enfin, des ganglions injectés et tuméfiés, souvent entourés d'une infiltration sanguinolente ; il y a là, en un mot, un ensemble de lésions qui rappelle ce qui se passe à la suite de la piqûre anatomique. En pratiquant les inoculations au bas de la jambe, près du jarret, j'ai pu voir le trajet de la matière dessiné par la saphène et ses satellites, puis par la tuméfaction des gros ganglions poplités, par ceux plus petits de l'aine. Et, dans les cas où l'inoculation était unilatérale, le côté sain donnait un terme de comparaison.

On conçoit que les désordres produits par la marche de la matière inoculée puissent dans quelques cas aggraver les accidents, par exemple, lorsque les injections ou inoculations sont faites à la région de la nuque : effectivement, les adénites et les infiltrations à la gorge compriment les plexus gutturaux, le larynx, et ont par elles-mêmes des suites fâcheuses, bien que la septicémie soit quelquefois évitée.

Mais, je le répète, ces accidents locaux ne sont ni constants ni nécessaires ; ils manquent si l'inoculation est faite en des points éloignés des grandes voies lymphatiques ; on peut les supprimer sans porter atteinte à la rapidité et à l'intégralité des effets de l'inoculation ; leur rôle éventuel est donc tout à fait accessoire au point de vue de l'évolution de l'état morbide que nous appelons la septicémie.

Ce qui développe réellement cet état, c'est un travail général, diffus, opéré simultanément dans toute la masse du sang où les molécules virulentes sont dispersées en quelques minutes. Ce travail est complet : il réalise pleinement la septicémie, bien qu'on supprime, comme on le fait par l'amputation de l'oreille, le foyer local, la source où l'absorption pourrait encore pendant longtemps puiser de nouveaux éléments infectieux.

Que résulte-t-il de ce travail diffus, analogue, sous certains rapports, à celui que provoque dans une masse de pâte le peu de levûre qu'on y jette? Rien de sensible à première vue. L'animal, qu'il peut tuer en moins de vingt-quatre heures, a d'abord bonne physionomie : il mange et digère; seulement sa température et ses pulsations indiquent que la fièvre s'allume. A ce moment le sang tiré d'une piqûre à la peau paraît normal; celui des veines est même de teinte plus vive qu'à l'ordinaire; sa coagulabilité n'a encore reçu aucune atteinte; ses globules sont intacts; on ne voit pas, parmi eux, de granules mouvants ni de bactéries; en un mot, ce sang, quoiqu'il ait reçu, par le fait de l'absorption, les agents de son altération, ne paraît pas encore altéré; mais l'altération ne doit pas tarder à s'accomplir, que le foyer de l'incubation reste ou soit supprimé, qu'il continue ou non à fournir du virus septicémique. L'expérience si simple de l'excision de l'oreille le prouve.

Au bout de dix à quinze heures, quelquefois d'un temps plus court, l'altération du sang, qu'on a vue à peine poindre, est achevée. Le liquide est devenu un peu moins coagulable; il s'est chargé de fins granules blancs, qui semblent être des corpuscules lymphatiques, comme ceux de la morve, du charbon, de la leucocytose, et quelquefois aussi de bactéries. Ses globules rouges commencent à se déformer, à se hérisser de pointes, comme Coze et Feltz l'ont très-bien fait remarquer; ils manifestent une grande tendance à laisser échapper leur matière colorante et à se détruire. En outre, le sang acquiert la virulence qu'il communique aux autres liquides et aux tissus de l'économie. Dès lors, la septicémie est réalisée et elle est complète en tant qu'altération du sang; mais elle n'a pas encore engendré de lésions viscérales, et l'animal n'en montre aucune s'il est tué à cette période, qu'on peut appeler la septicémie à mi-terme. Ces lésions seront les produits de la dernière phase; souvent même elles n'auront pas le temps de s'achever avant la mort et continueront à s'accentuer sur le cadavre.

Dans la septicémie, l'altération du sang est donc la lésion primitive; elle succède à l'introduction, dans ce liquide, par la voie de l'absorption, des éléments étrangers pris immédiatement, tels quels, à l'endroit où la lancette les a déposés. Dès qu'elle est réalisée, la septicémie est complète. Les lésions viscérales : injections des muqueuses, hémorrhagie intestinale, transsudations sanguines dans les séreuses, ne sont que des conséquences de l'altération du sang, lesquelles peuvent même faire défaut si l'altération n'est pas très-profonde ou si la mort survient dans un trop bref délai.

Enfin, de l'altération du sang résultent, en même temps, divers troubles fonctionnels, savoir : l'adynamie, la sédation, le refroidissement, mesuré par Coze et Feltz et que j'ai aussi constaté il y a longtemps sur la fin des maladies charbonneuses.

Ces troubles fonctionnels dérivent aussi manifestement de l'altération du sang que les lésions viscérales. Les globules, par suite des modifications de leur substance, ne sont plus aptes à effectuer, dans toute leur plénitude, les échanges gazeux : de là, calorification faible, — insuffisante stimulation des centres nerveux, du cœur, — troubles nutritifs, qui déterminent la suspension du jeu des organes importants à la vie.

Tout cela s'enchaîne et tout cela s'explique très-physiologiquement, sans qu'il soit nécessaire de faire intervenir les vibrioniens, qu'on dit si redoutables par leur avidité pour l'oxygène. Ils sont d'ailleurs en si petite masse, relativement à celle des globules et des autres matériaux du sang, qu'après le prélèvement de l'oxygène fait à leur profit ce gaz resterait en quantité suffisante si les globules pouvaient le prendre largement dans le poumon, le céder aux tissus, en échange de l'acide carbonique. Il n'est pas indispensable de faire jouer à ces petits êtres le rôle du pelé, du galeux de la fable. Le mal se fait avant eux et dans quelques circonstances sans eux. Peut-être même leur rôle se borne-t-il à profiter des altérations réalisées et naissent-ils, comme beau-

coup d'êtres microscopiques, dans les milieux, à compter
du moment où ils y trouvent des conditions d'existence.

Dans tous les cas, il est indubitable que l'animal septicémique ne meurt d'aucune lésion viscérale, ni de congestion,
ni d'inflammation, ni d'hémorrhagie. Il ne meurt pas non
plus de refroidissement ni d'asphyxie. Le refroidissement au
degré produit par la septicémie est compatible avec la vie et
il est bien loin, dans la plupart des cas, de celui qui donne
la mort pendant l'inanition. L'asphyxie est à peine commen-
çante, car le sang artériel, sans être aussi rutilant qu'à l'état
normal, n'offre pas, à beaucoup près, la teinte foncée qu'il a
sur les sujets où l'hématose ne peut s'effectuer. Pour moi,
l'animal septicémique meurt surtout par le système nerveux
et par le cœur. Le sang finit par ne plus stimuler les centres
nerveux et les muscles; il semble exercer sur eux une action
stupéfiante : l'excitabilité, la contractilité s'éteignent partout
dans les organes de la vie animale, comme dans ceux de la
vie végétative.

Peut-être l'animal septicémique meurt-il de la même manière que celui auquel on injecte de la matière putride dans
les veines. S'il y a une différence entre les deux elle gît surtout dans la rapidité de la mort : lente dans le premier cas,
foudroyante dans le second, mais dans les deux le résultat
d'une action stupéfiante.

De tout ce que nous venons de voir peut-on déduire la
nature de l'altération qui constitue essentiellement la septicémie? Je ne le pense pas. Nous ne connaissons pas plus, au
fond, la septicémie que le choléra, la peste, même la fièvre
typhoïde ou la plus simple maladie putride. Les quelques
modifications éprouvées par les globules ne sont probablement pas l'altération même, elles en sont plutôt simplement
les effets, les signes.

Nous ne pouvons pas davantage, en présence des résultats
de l'expérimentation assimiler cette septicémie aux maladies
charbonneuses, car nous avons vu le sang charbonneux devenu putride, cesser de produire le charbon et donner la
septicémie. D'ailleurs, le charbon naît par inoculation sur la

chèvre, le mouton, le cheval, alors que la septicémie ne peut se développer sur les mêmes animaux et par le même moyen. Le charbon engendre déjà pendant la vie des bactéries nombreuses, longues, articulées, tandis que la septicémie n'en produit pas de semblables ou n'en produit pas du tout.

VIII. *Quels sont les symptômes et les lésions de cet état morbide?*

Si cette question est d'un grand intérêt physiologique, elle acquiert une importance capitale au point de vue clinique, car c'est par les symptômes et les lésions, y compris les altérations micrographiques du sang, que nous pourrons voir jusqu'à quel point la septicémie expérimentale, la fièvre traumatique, l'infection putride, l'infection purulente se ressemblent et si ces états ont un même point de départ et une commune nature.

Ici encore procédons avec méthode, spécifions bien les conditions dans lesquelles nous nous plaçons; tenons compte de l'espèce, de la quantité des matières putrides et de leur mode d'introduction; enfin ne perdons pas de vue les différences d'impressionnabilité et de réaction des espèces animales employées à nos expériences.

Considérons d'abord le cas le plus simple, celui du lapin soumis à une inoculation septicémique. Notre animal reçoit, d'un seul coup, la totalité de la matière virulente et en quelques minutes toute cette matière sera dans le torrent de la circulation, ou au moins la quantité nécessaire pour tuer, puisque, si nous enlevons, après quelques minutes, la partie où le dépôt a été effectué, nous ne conjurons pas la mort. Cette entrée soudaine de la matière septique sera-t-elle marquée par ce frisson que l'on regarde comme le phénomène initial de tous les accidents des résorptions putride ou purulente chez l'homme? S'il y a réellement un frisson, il est peu sensible, car, jusqu'ici, je n'ai pas réussi à le constater nettement sur les petits animaux. D'après ce que j'ai vu sur les chevaux auxquels de nombreuses inoculations étaient pratiquées, il s'est fait sentir non point au moment même de l'absorption, mais un certain temps après, alors qu'une légère fièvre de réaction allait s'allumer.

Dans les premières heures qui suivent l'insertion des agents septiques, la symptomatologie n'est point la même pour tous les animaux. S'il y a eu inoculation de sang provenant d'une septicémie, l'animal semble n'en rien éprouver ; la température, l'injection des oreilles demeurent normales ; il n'y a pas de tremblement ; l'appétit est conservé, aucun changement ne survient dans la physionomie et les habitudes du sujet. Si, au contraire, on a injecté du sang putréfié, à dose suffisante pour tuer, ou une autre matière putride, l'animal en ressent immédiatement l'influence délétère : il est presque aussitôt triste, abattu, refuse de manger, éprouve de légers tremblements. Les différences symptomatologiques, sans être très-accusées sur les petits animaux, me paraissent indiquer que les effets immédiats des substances putrides ne sont pas identiques. Le sang des sujets septicémiques agit comme tout autre virus : son action est d'abord latente : elle comporte une période d'incubation. Le sang putride proprement dit est un poison : son action se traduit aussitôt après l'absorption et proportionnellement aux quantités absorbées : il tue lentement à petite dose, et foudroie en grande masse. Dès le début, la septicémie et l'empoisonnement putride n'ont pas la même physionomie.

Un peu plus tard, l'insertion du sang altéré par la septicémie ou par la putréfaction produit la fièvre avec tous ses caractères : élévation de la température, accélération de la respiration et de la circulation, diminution de l'appétit, ralentissement du travail digestif.

L'élévation de la température, que Coze et Feltz ont notée dans toutes leurs expériences, est le phénomène le plus saillant qui s'observe à la suite de l'inoculation. Selon ces observateurs, cette élévation ne commencerait, sur le lapin, qu'à peu près trente-six à quarante heures après l'inoculation ; mais, à cet égard, il s'observe, pour une même espèce, des variations très-considérables. Lorsque le poison septique doit tuer, en un temps très-court, l'élévation de la température suit de près son insertion. Ainsi, j'ai vu que, sur un lapin dont la température était 41°,5, quinze heures après l'inoculation la mort survint à la vingt et unième heure. Sur un autre dont la température était 38°,8, à la dix-huitième heure; 38°, à la vingt-quatrième heure; 41°, à la trente-troisième; 41°,6, à la quarante-sixième, la mort n'arriva qu'à la soixante-quatrième heure.

Cette élévation plus ou moins prompte et plus ou moins durable donne la mesure de la fièvre; elle en marque le début, l'état, la décroissance. On l'observe également dans les affections charbonneuses dont quelques formes même ne se traduisent que par elle. Ainsi, dans un cas de ce genre, où la mort est arrivée cinquante-six heures après l'inoculation la fièvre a débuté à la vingt-troisième heure à 39°,4. A la vingt-sixième la température arrivait à 41° pour demeurer un certain temps stationnaire, après quoi la défervescence à la quarante-deuxième heure, l'avait ramenée au chiffre normal 39°. A la quarante-huitième elle était à 37°,4; à la cinquante-deuxième à 36',6; à la cinquante-quatrième à 35°,4; à la cinquante-sixième à 33°.

La fièvre dont je parle a certainement une signification, c'est la fièvre de l'altération du sang, la fièvre qui engendre la virulence. Tant qu'elle ne s'est pas allumée, le sang n'éprouve pas d'altération, au moins de celles que le microscope peut montrer. Une fois qu'elle s'établit les granulations apparaissent, et dès que la défervescence commence on peut voir des bactéries et s'assurer que le sang a acquis la virulence. C'est du moins ce que j'ai constaté souvent, tant pour la septicémie que pour le charbon. Il m'a semblé en effet que la recherche de ces coïncidences avait un bien autre intérêt que la notation simple des températures.

On pourrait se demander si la fièvre est ici la cause ou l'effet des altérations du liquide nourricier. Ceux qui appliquent au sang ce que M. Pasteur voit se passer dans le vin ou la bière, disent que les microphytes ou les microzoaires, en raison de leur avidité pour l'oxygène s'emparent de ce gaz avec lequel ils vont brûler les matières organiques. Mais ils commettent un véritable anachronisme qui sape singulièrement leur explication. La fièvre arrive à son maximum d'intensité avant que ces petits êtres soient très-nombreux ; puis, précisément alors que leur multiplication est très-considérable, elle s'éteint, suivie d'un refroidissement de plus en plus marqué Celui-ci peut se continuer pendant quatre, six, même douze et quatorze heures, et une fois à 30, 32 degrés, la mort arrive. Sur ces points les observations de M. Béhier et les miennes concordent avec celles de MM. Coze et Feltz. Ce symptôme indique évidemment que les actions chimiques, les combustions dans le sang et les tissus, n'ont plus lieu à un degré suffisant.

La fièvre d'altération du sang ou la fièvre putride ne se développe pas seulement sur les sujets qui deviendront septicémiques ou qui périront d'une manière quelconque : elle naît et acquiert une certaine intensité sur ceux où la septicémie ne peut se réaliser, et c'est pour moi la preuve démonstrative qu'elle n'est l'effet ni de l'altération ni de la présence des vibrioniens.

Cette fièvre à effets avortés est aussi suivie d'un certain refroidissement. C'est alors que le chien se roule en boule, tremble, et que, au bout de quelques jours, il donne des signes de coryza, d'angine, de bronchite, même de pleurésie et de pneumonie. Les pleurésies, les péritonites observées sur les petits animaux, ne paraissent avoir rien de commun avec l'altération du sang : elles dérivent du refroidissement considérable et prolongé qu'éprouve l'organisme ; celui-ci résulte des obstacles apportés aux actions chimiques de la respiration et de la nutrition par les modifications que le sang a subies.

La fièvre dont je parle, autant qu'on peut en juger d'après les petits animaux, n'a pas de cachet propre. Elle ressemble à la fièvre consécutive, aux inoculations charbonneuses. Et les deux ne diffèrent pas sensiblement des simples fièvres de réiction. C'est à compter de la défervescence de la température que l'état du malade présente quelque chose de différentiel. Il y a de la stupeur, de la prostration, de l'adynamie : l'animal s'affaisse sur lui-même, se meut lentement, devient incapable d'effort et de réaction ; il a le pouls faible, les vaisseaux superficiels resserrés, les oreilles tombantes et froides. En somme, la symptomatologie est vague, et il est difficile de décider si elle se rapporte plus à la simple fièvre traumatique qu'à l'infection purulente, au charbon. Il faut arriver aux lésions pour bien reconnaître en quoi ces états se ressemblent et en quoi ils diffèrent.

Les lésions du sang sont très-remarquables et on peut les constater bien avant la mort de l'animal, dans l'ordre de leur évolution. Il suffit pour cela de piquer, de temps en temps, les veinules de l'oreille et d'examiner aussitôt les petites gouttelettes de sang recueillies. C'est ce que j'ai fait fort souvent pour bien préciser le début des altérations, juger de la rapidité de leurs progrès, de leur succession, et déterminer leurs relations avec les changements qui surviennent dans la température et l'état de l'animal. Si les cliniciens qui ont tant de dédain pour l'expérimentation en faisaient autant sur leurs malades, ils nous donneraient des termes de comparaison et nous serions bientôt en mesure de leur dire à quoi doit être assimilée la septicémie artificielle.

Si donc on examine, d'heure en heure, le sang d'un animal soumis à une inoculation septicémique, on peut constater : 1° une modification dans la forme des globules rouges ; 2° l'apparition et la multiplication des granules mouvants ; 3° le développement d'une certaine quantité de bactéries. Voyons, en quelques mots, les caractères de ces trois modifications.

1° Je dis que la première à apparaître est celle de la configuration des globules. Ces éléments, au lieu de conserver leur forme discoïde régulière, se hérissent de petites pointes coniques plus ou moins nombreuses. Quelques-uns, au début, offrent seulement cette particularité qui, plus tard se voit sur le tiers, la moitié et même sur un plus grand nombre d'entre eux. Et, si le sang est suffisamment étendu, les globules étoilés, hérissés ou découpés se meuvent plus facilement que les autres ; plusieurs semblent éprouver des mouvements propres.

Cette modification dans la forme des globules, déjà bien décrite et figurée, n'est pas propre à la septicémie : elle existe dans les maladies charbonneuses ; d'ailleurs, elle se produit, comme M. Robin l'a fait remarquer, dans le sang normal, dont les globules éprouvent une certaine perte d'eau par l'évaporation. Et, dans le cas de septicémie, elle semble résulter d'une exosmose active de la partie fluide du globule vers le plasma. Aussi s'accentue-t-elle d'autant plus que, sous l'influence de la fièvre, le plasma s'épaissit davantage Il ne faut donc pas voir là une altération spécifique du globule, ni surtout une genèse de bactéries aux dépens des pointes, car jamais ces pointes ne se détachent du globule, ni ne se rompent pour laisser échapper leur contenu.

2° Les fins granules qui surgissent dans le plasma, brillants ou sombres, suivant l'éclairage, immobiles ou mouvants, suivant la viscosité du liquide et l'état de sa fibrine, sont en proportion très-variable, dans les divers animaux et aux diverses périodes de la maladie. La plupart des observateurs les considèrent comme des bactéries ou des éléments de bactéries. Pour moi, je regarde cette assimilation comme très-contestable, en me basant sur les raisons suivantes : d'une part, ces fins granules ne manquent jamais dans le sang normal, ils deviennent seulement plus nombreux dans celui des septicémiques ; d'autre part, ils ressemblent à ceux de la lymphe, de la substance des ganglions lymphatiques, de la rate, du pus, des dépôts caséeux. Et, d'après tout ce que j'ai constaté sur le développement de la leucocytose, je les crois versés dans le sang par le système lymphatique.

3° Quant aux bactéries courtes et fines et très-analogues à celles des liquides en voie de décomposition, leur apparition n'a lieu que très-tard. La fièvre peut arriver à son summum dans plusieurs jours, sans qu'elles se montrent dans la circulation générale. Souvent même la mort arrive avant qu'on ait pu en constater l'existence. Toutefois, elles se voient de bonne heure, au foyer de l'inoculation, surtout s'il s'y développe de l'œdème et de la suppuration. Le rôle qu'on leur fait jouer n'est rien moins que démontré, puisque la fièvre naît sans elles, arrive sans elles à son maximum d'intensité, et que, dans beaucoup de cas, l'animal est tué avant leur apparition.

Il va sans dire que ces bactéries continuent à se multiplier après la mort, au point que, dans le sang de la veine porte et dans la sérosité sanguinolente du péritoine, elles peuvent être très-nombreuses sur les cadavres dont l'autopsie est tardive. La multiplication des bactéries sur les cadavres ne me paraît pas avoir été suffisamment distinguée de celle qui a lieu pendant la vie, car, dans une foule de cas, les observateurs ne disent pas au bout de combien de temps ils ont pratiqué l'autopsie de leurs animaux septicémiques. Les seules constatations de bactéries qui soient significatives sont celles qu'on fait pendant la vie ou au moment de la mort, car les bactéries trouvées douze ou vingt-quatre heures après celle-ci sont un produit de la décomposition cadavérique et n'ont plus de rapport avec la septicémie proprement dite.

Ces trois modifications dans l'état du sang : aspect étoilé d'un certain nombre de globules, présence de quelques granules et de rares bactéries, ne paraissent pas suffisantes pour expliquer la mort. Celles qui ont réellement de l'importance ne sont pas susceptibles d'être constatées à l'aide du microscope, elles portent probablement sur la composition chimique et les propriétés du liquide. Coze et Feltz en ont signalé quelques-unes, savoir : l'augmentation dans la quantité d'eau, la diminution des matières albuminoïdes, de l'urée, des sels, la moindre oxygénation. Mais ces modifications sont peu accusées, et elles se maintiennent dans des limites qui ne paraissent pas les rendre incompatibles avec l'exercice des fonctions. Les plus importantes nous échappent.

Ce qui prouve que ces dernières modifications sont profondes et considérables, c'est que, sur le cadavre, le sang continue à s'altérer très-rapidement. Ses globules deviennent mous, se déforment, s'étirent ; ils laissent échapper leur contenu dans le plasma, qui se colore en rouge ; finalement, ils se dissolvent ou se détruisent ; par suite, les éléments du sang sortent des vaisseaux, se répandent par une transsudation rapide dans la trame des tissus ; enfin le liquide nutritif se putréfie avec une grande rapidité.

Mais, je le répète, ces modifications ne sont pas toutes connues. Celles que l'on peut constater pendant la vie sont souvent très-légères, à peine appréciables. Dans une foule de cas, l'animal arrive à la période de l'agonie avec des globules intacts, non déformés, très-peu de granulations libres, point de bactéries, de telle sorte que, au point de vue micrographique, il est impossible d'attribuer la mort à une altération des éléments du sang nettement caractérisée. L'altération existe sans doute, mais elle nous échappe.

Quant aux lésions des tissus chez les animaux tués par les matières putrides ou par la septicémie, elles n'ont rien de plus constant ni de plus caractéristique que les précédentes. Pour bien se fixer, en ce qui les concerne, il importe d'établir des distinctions.

Dans les cas où la mort se produit rapidement, par suite de l'introduction d'une grande quantité de matière putride, les lésions manquent, d'habitude. Ainsi, après la mort foudroyante due à l'injection de la matière septique dans les veines, on ne trouve pas de lésions viscérales, sauf quelques ecchymoses dans les ventricules du cœur. Après celle qui suit l'introduction de la matière dans le poumon, on ne rencontre guère que des mucosités sanguinolentes au fond des ramifications bronchiques.

D'autre part, dans les cas où la matière putride, en petite quantité, a tué après avoir produit une septicémie plus ou moins rapide et virulente, les animaux se partagent en deux catégories : les uns n'offrent pas de lésions, les autres en

présentent de très-nombreuses et très-caractérisées; cela
tient, je pense, à ce qu'on n'a pas affaire à une septicémie
identique avec elle-même. A certains moments, quoiqu'on ex-
périmente toujours de la même manière, on obtient, d'un
sang donné, une septicémie sans lésions bien accusées, c'est-
à-dire presque sans déformation des globules, sans bactéries,
sans épanchements dans les séreuses, sans hémorrhagie
intestinale ni rougeur ou infiltration des ganglions. A d'autres moments, au contraire, on fait naître une septicémie
avec lésions nombreuses, bien dessinées, offrant la plus
grande analogie avec les lésions des maladies charbonneuses.

Voici celles que j'ai alors constatées :

1° L'ensemble du cadavre a un aspect caractéristique; les
muscles sont mous; ils présentent des arborisations très-
accusées, non pas seulement dues à la stase du sang dans les
vaisseaux, mais encore à la transsudation de ce liquide à travers les tuniques vasculaires. Les parois des artères et des
veines sont violacées à leur face interne et même dans toute
leur épaisseur; le tissu périvasculaire est imprégné de matière
colorante, et les vaisseaux, même à l'état de vacuité, sont
représentés par des traînées rouges plus ou moins distinctes,
toujours très-prononcées dans les parties voisines du lieu de
l'inoculation.

2° Très-fréquemment, une infiltration séro-sanguinolente
s'étend autour de la plaie où a été déposée la matière virulente; du pus, des produits caséeux jaunâtres ou blanchâtres
se montrent dans la solution de continuité, déjà même au
bout de vingt-quatre à trente heures. Ils sont très-abon-
dants, si l'on a inséré du sang putréfié pur ou délayé dans
l'eau; leur quantité est énorme dans une foule de cas, si la
mort n'est survenue qu'après trois ou quatre jours.

3° Les ganglions lymphatiques placés sur le trajet suivi par
la matière septique sont ordinairement tuméfiés, rougeâtres
et entourés d'une légère infiltration. Les poplités situés sous
les fléchisseurs de la jambe, en arrière de l'articulation
fémoro-tibiale, s'engorgent constamment si l'inoculation a eu

lieu à la partie inférieure du membre ; ceux du membre opposé conservent leur volume et leur teinte ordinaire ; néanmoins, si l'altération du sang est arrivée à un haut degré, tous les ganglions, surtout ceux du cou et de la tête, prennent une teinte rougeâtre, presque aussi marquée que dans les maladies charbonneuses. Au contraire, ils ne sont nullement modifiés dans certaines formes de septicémie, quoique celles-ci soient mortelles comme les précédentes.

4° C'est dans les viscères abdominaux que se rencontrent les lésions les plus prononcées. Le péritoine peut être le siége d'un épanchement sanguinolent ou montrer des fausses membranes, suivant les formes et l'âge de la septicémie. L'intestin grêle, privé d'aliments dans sa moitie antérieure, est souvent vivement congestionné et plein d'un mucus rendu rougeâtre par des globules sanguins fort nombreux ; ses plaques agminées sont très-injectées. Le gros intestin est moins lésé ; son contenu est tantôt normal, tantôt un peu plus ferme qu'à l'état normal ; sa partie étroite, sur le lapin, se trouve souvent injectée et vide ; sa dernière section et le rectum renferment presque toujours une petite quantité de matières durcies. Quant à l'estomac il est plein si la maladie a été de courte durée, à demi plein si elle a eu une marche lente. Comme il n'a rien poussé dans la moitié supérieure de l'intestin grêle, il donne la preuve que la digestion a été suspendue quelque temps avant la mort, quoique l'animal ait continué à manger jusque vers les dernières heures.

5° Il y a peu de lésions du côté des autres organes abdominaux. Le foie a son volume normal ; la vésicule biliaire, son degré habituel de réplétion ; peut-être la rate est-elle un peu gonflée. Toutefois le groupe des ganglions mésentériques est fréquemment le siége d'altérations très-manifestes. Dans les formes de septicémie voisines du charbon, cet amas ganglionnaire est tuméfié, rougeâtre à la surface et dans l'épaisseur ; il est entouré d'une infiltration sanguinolente ; son tissu incisé, au lieu de donner écoulement à du chyle ou à de la lymphe, laisse sortir du sang presque pur. Mais, dans d'autres formes de septicémie, le ganglion est grisâtre, pâle, comme à l'état normal, et imprégné d'un liquide lymphatique non modifié.

Il faut noter, en parlant des viscères de la cavité abdominale, que la vessie se présente tantôt à demi pleine d'urine sédimenteuse, tantôt extrêmement distendue par une urine citrine sans sédiment, ou enfin à demi affaissée et à contenu un peu roussâtre. Dans ce dernier cas, sa muqueuse est injectée, et l'urine offre les caractères que lui donne l'hématurie. Ces divers états correspondent à des variétés de septicémie que l'expérimentateur distingue facilement les unes des autres. L'urine sédimenteuse caractérise celles qui tuent très-rapidement ; l'urine claire et abondante accompagne la septicémie lente qui entraîne une longue suspension du travail digestif ; enfin l'urine briquetée appartient aux formes voisines du charbon, avec entérorrhagie, infiltrations ganglionnaires, épanchements dans les séreuses, etc.

6° Du côté du cœur et des organes respiratoires, les lésions sont peu nombreuses. Lorsque l'altération du sang est très-prononcée, l'endocarde se teint en rouge et le péricarde se remplit d'un liquide sanguinolent dont la quantité augmente après la mort. La plèvre renferme de la sérosité violette ; le poumon est engoué de sang épais, mais non coagulé ; la muqueuse de la trachée et du larynx est très-injectée et d'une rougeur diffuse ; ses mucosités peuvent être chargées de globules de sang.

Indépendamment de ces lésions propres à certaines formes de septicémie, il en est quelques autres appartenant aux états morbides qui compliquent souvent cette altération du sang. Ainsi, si la maladie a été lente il a pu se développer, à la période de refroidissement ou de calorification imparfaite, une pleurésie, une péritonite, un coryza, une bronchite ou une pneumonie partielle. On trouve alors sur le feuillet pariétal du péritoine ou à la surface des viscères abdominaux de longs filaments fibrineux ; dans les plèvres, des houppes pseudo-membraneuses courtes et très-rapprochées ;

dans le poumon, des îlots engoués ou hépatisés ; d'abondantes mucosités dans les bronches et les cavités nasales. Il est clair que ces lésions, dont M. Béhier a déjà parlé, n'appartiennent ni de près ni de loin à la septicémie ; ce sont celles des maladies qui résultent d'une calorification insuffisante, maladies que la septicémie engendre souvent pendant les saisons froides et sur les animaux tenus dans de mauvaises conditions hygiéniques.

D'après ce qui précède, les états morbides produits par les matières putrides n'ont donc pas, en dehors du sang, de lésions constantes et uniformes. Au point de vue anatomique ils présentent trois formes distinctes. Dans la première ils ne se caractérisent que par l'altération du sang, la déformation des globules, la présence de granulations et de quelques bactéries. Dans la seconde, à ces modifications s'ajoutent les épanchements sanguinolents dans les séreuses, les hémorrhagies à la surface des muqueuses, l'injection de l'intestin, la rougeur et l'infiltration des ganglions, les transsudations, etc. Dans la troisième ils entraînent les engouements pulmonaires, la pleurésie, la bronchite, la péritonite avec sécrétions abondantes et fausses membranes. Cette dernière forme ne doit pourtant pas être mise sur la même ligne que les deux premières ; c'est plutôt une terminaison de celles-ci subordonnée à la lenteur de la maladie et aux conditions extérieures.

En somme, quoique la septicémie paraisse constituer un état morbide défini, elle se montre sous un aspect variable : tantôt peu accentuée, tuant lentement, épargnant quelques animaux ; tantôt violente, rapide, emportant tous les malades avec de nombreuses lésions viscérales. Conséquemment, elle se comporte comme la plupart des maladies contagieuses, qui sont, dans certains cas, bénignes, peu transmissibles, et, dans d'autres, malignes, de courte durée et d'une extrême virulence. Elle doit, je pense, prendre place dans les cadres de nosologie comparée parmi les espèces déjà connues, sans les absorber. Telle que l'expérimentation la développe, elle ne paraît pouvoir être assimilée ni à l'infection purulente, ni à la fièvre typhoïde, ni aux maladies charbonneuses, tous états qui, avec des éléments communs, n'en constituent pas moins des espèces morbides distinctes.

Je termine ce trop long travail en exprimant le regret de voir que les efforts de l'école expérimentale demeurent un peu trop isolés. Cette école aurait besoin d'être secondée pour arriver à des résultats réellement satisfaisants. Mais, lorsque l'expérimentateur s'engage dans une voie, le clinicien s'en éloigne, le chimiste, le micrographe, ne daignent pas s'en rapprocher, et, dès lors, quoi qu'il fasse, il ne peut tout à fait atteindre le but !

PARIS. — IMPRIMERIE DE E. MARTINET, RUE MIGNON, 2.